急危重症超声心动图学

Acute and Critical Care Echocardiography

原著　Claire Colebourn　Jim Newton

主译　严　静　胡才宝

中国科学技术出版社

·北　京·

图书在版编目（CIP）数据

急危重症超声心动图学 /（英）克莱尔·科尔伯恩，（英）吉姆·牛顿著；严静，胡才宝主译．—北京：中国科学技术出版社，2018.6（2019.1 重印）

ISBN 978-7-5046-8044-0

Ⅰ．①急… Ⅱ．①克… ②吉… ③严… ④胡… Ⅲ．①急性病－超声心动图②险症－超声心动图 Ⅳ．① R540.4

中国版本图书馆 CIP 数据核字（2018）第 086474 号

著作权合同登记号：01-2018-3123

策划编辑	王久红　焦健姿
责任编辑	黄维佳
装帧设计	华图文轩
责任校对	龚利霞
责任印制	李晓霖

出　　版	中国科学技术出版社
发　　行	中国科学技术出版社发行部
地　　址	北京市海淀区中关村南大街 16 号
邮　　编	100081
发行电话	010-62173865
传　　真	010-62173081
网　　址	http://www.cspbooks.com.cn

开　　本	889mm×1194mm　1/16
字　　数	268 千字
印　　张	12.5
版　　次	2018 年 6 月第 1 版
印　　次	2019 年 1 月第 2 次印刷
印　　刷	北京威远印刷有限公司
书　　号	ISBN 978-7-5046-8044-0/R · 2234
定　　价	80.00 元

译者名单

主　译　严　静　浙江医院重症医学科
　　　　胡才宝　浙江医院重症医学科
副主译　管向东　中山大学附属第一医院 SICU
　　　　尹立雪　四川省人民医院心功能科
　　　　张　梅　山东大学齐鲁医院心血管科
译　者（以姓氏笔画为序）
　　　　王陆豪　中山大学附属第一医院 SICU
　　　　尹立雪　四川省人民医院心功能科
　　　　邓　燕　四川省人民医院心功能科
　　　　刘莹莹　深圳市人民医院超声科
　　　　牟　芸　浙江大学医学院附属第一医院心血管超声中心
　　　　严　静　浙江医院重症医学科
　　　　张　梅　山东大学齐鲁医院心血管科
　　　　陆　景　四川省人民医院心功能科
　　　　陈上仲　浙江医院重症医学科
　　　　周天昀　浙江医院重症医学科
　　　　周小洋　浙江省宁波市第二医院重症医学科
　　　　胡才宝　浙江医院重症医学科
　　　　程　芸　浙江医院超声心动图科
　　　　管向东　中山大学附属第一医院 SICU

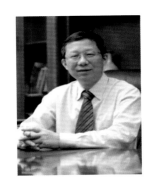

严　静，教授，主任医师，博士研究生导师，浙江医院院长。中华医学会重症医学分会副主任委员、中国老年医学会重症医学专业委员会主任委员、中国老年医学会副会长、浙江省医学会重症医学分会第一/二届主任委员及候任主任委员、浙江省医学会老年医学分会主任委员、中华医学会重症医学专科医师资质培训执行副主任委员、卫生部 ICU 考试专家委员会副主任委员。现任《心脑血管病防治》及《中华老年病研究电子杂志》期刊主编，《中华医学杂志（英文版）》《中华内科杂志》《浙江医学》等期刊编委及特约审稿人。近 5 年来承担国家级、省部级及厅局级重点课题 10 余项，在 SCI 收录期刊、国家级期刊上发表各类核心论文 200 余篇。先后被评为第七届"中国医师协会优秀医师"、第八届"中国医院院长卓越贡献奖"、2015 年度"全国先进工作者"等称号。

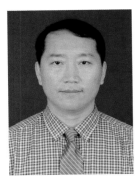

胡才宝，博士研究生，浙江医院重症医学科副主任医师。世界重症超声联盟组织（WINFOCUS）理事提名人员、亚洲急危重症医师协会委员、中国医药教育协会超声医学专业委员会常务委员、中国医药教育协会超声医学专业委员会重症超声学组主任委员等社会任职。浙江省 ICU 质量控制中心秘书，担任浙江省、河北省科技厅专家库评审专家，浙江省脓毒症创新学科后备学术带头人。作为第九批浙江省援疆干部人才参与援疆阿克苏地区第一人民医院重症医学科。曾受卫生部人才交流中心项目资助到意大利佛罗伦萨圣玛丽亚纽瓦医院重症医学科研修重症心脏超声与血流动力学监测。其间应世界危重病医学会联盟主席 Jean-Louis Vincent 教授邀请，前往比利时布鲁塞尔大学附属埃拉斯姆医院重症医学科访问交流，并跟随欧洲重症医学会主席 Daniel De Backer 教授参与系列科研及临床学术交流活动。目前主要研究方向为重症超声与血流动力学监测、重症心脏超声、重症肺部超声、脓毒症心脏损伤及各脏器功能支持技术等领域。近 5 年主持及参与各类科研课题 10 余项，获厅局级一等奖 2 次，省部级二三等奖共 3 次，发表论文 40 余篇。主译《重症心脏超声》《重症心脏超声血流动力学监测》《重症超声》等著作。

副主译简介

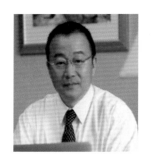

管向东，教授，主任医师，博士研究生导师，中山大学附属第一医院重症医学科主任。中华医学会重症医学分会主任委员、中国医师协会重症医学分会常务委员、广东省健康管理学会重症医学分会主任委员、广东省医学会重症医学专业委员会前主任委员、广东省卫计委 ICU 医疗质量控制中心主任、国家卫计委重症医学医疗质量控制评价中心副主任。执笔编写我国《ICU 建设管理指南》（2006）及《中国肝脏移植抗感染药物应用指南》（2003）。主编副主编《ICU 诊疗与管理规范》《重症医学年鉴（2011）》《重症医学（2009）》等著作数十种；近五年获国家级、部级、省级、厅级、校级科研基金支持项目 10 余项，曾获国家科技进步二等奖、广东省科技进步奖与广东省医药卫生科技进步二等奖，在国内外学术刊物发表重症专业相关论文 80 余篇。

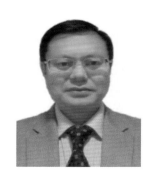

尹立雪，教授／研究员／一级主任医师，博士研究生导师。四川省卫生计生首席专家、卫生部有突出贡献中青年专家、享受国务院政府特殊津贴。电子科技大学附属医院•四川省人民医院超声医学和心血管内科心脏中心执行主任、心血管超声及心功能科主任兼超声医学研究所所长、超声心脏电生理学与生物力学四川省重点实验室主任、四川省超声医学质量控制中心主任。中国医药教育协会超声医学专委会主任委员、中华医学会超声医学分会副主任委员、四川省医学会超声医学专业委员会主任委员、四川省医师协会超声医师专科委员会候任主任委员、亚太超声心动图协会创会理事。主编《超声心脏电生理学》等著作，参编国内外学术专著及教材 20 余部。发表国内外论文 200 余篇，其中 30 余篇在 *JACC*、*PACE* 等 SCI 和 EI 收录期刊上发表。承担多项国家重点研发计划项目、国家自然科学基金重点和面上项目及国家 863 项目。获国家发明和实用新型专利授权 9 项、软件著作权登记 2 项。相关成果获四川省科技进步一等奖 3 项及三等奖 4 项、中华医学科技奖三等奖 2 项、成都市科技进步三等奖 3 项。

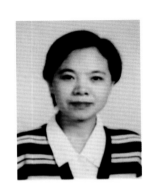

张梅，山东大学二级教授，博士研究生导师，主任医师，山东大学齐鲁医院心功能科副主任。卫生部中青年突出贡献专家，山东省中青年优秀人才和医学领军人才，山东省卫生系统科技创新人才。现任中华医学会超声分会常务委员兼超声心动图学组组长、中国医师学会超声分会常委、中国医师学会超声心动图委员会副主委、中国工程学会超声心动图学会副会长、中国医药教育协会超声专业委员会副主任委员、山东省超声医学分会副主委、山东省超声医师学会副主委。承担国家 863 项目专项、国家 973 项目子课题、国家自然科学基金、海外青年合作基金、"十三五"国家重点研发计划课题等国家级科研项目。曾获国家科技进步二等奖 2 项、三等奖 3 项，省部级科技进步奖 14 项。发表 SCI 收录论文 60 余篇。

内容提要

　　本书是引进自英国牛津大学出版社的经典重症医学专著，是一部新颖、独特、全面的重症医学科参考书，本书深入浅出地介绍了急危重症超声心动图学的特点和基本理论，结合急危重症医师关注的热点问题分别详细介绍了危重症心脏左右心结构及心功能、舒张功能不全的解读、重症心包和瓣膜疾病、液体反应性与容量评估等内容，配以临床经典病例分享，在最后还特别总结了重症超声心动图的床旁决策路径指南，为急危重症医师提供了非常好的临床思维和快速解决临床危急问题的途径方法。本书适合广大急诊科、重症医学科、心脏病科医师参考阅读。

原著序

　　超声心动图是探查、评估心脏结构及功能是否异常的一线工具。以往，这种工具是由专科临床科学家、心脏科医师及放射技师根据标准流程进行操作的。过去 10 年间，将誉有"超声听诊器"的超声心动图用于床旁研究的理念已得到大力发展，而这样的研究并不完全属于超声范畴，更多的是临床检查的扩展。这使得对那些需要紧急生命支持治疗的大部分病理状态进行立即探查成为可能。一些急诊医学或重症医学专家仅专注于床旁研究，也有一些专家会扩展其他领域的超声评估能力，而不仅限于传统的心脏超声，如钝性损伤或开放性创伤，对扩容有反应的脓毒症，或机械通气的不同领域或体外循环的评估。该书对急危重症领域心脏超声进行了很好的总结，可以指导初学者，并可作为熟练操作者的备忘录。该书编排合理，介绍翔实且实用，本人予以推荐。

英国超声心动图协会前任主席
英国伦敦 Guy' s and St Thomas' 医院临床心脏病学教授
John Chambers 教授

原著前言

  过去 10 年间，急危重症超声心动图学亚专科已被大家逐渐认识且发展初具规模，已在英国心脏超声心动图协会下形成了独立的亚专科。在当地，我们将亚专科建设纳入了牛津大学重症超声联盟，并与之共同发展。该联盟成立于 2009 年，截至目前，已为 6 名急危重症专业学员提供了培训，他们都为自己的专业领域或专业兴趣撰写了相关章节。

  本书可以帮助读者对心脏结构及功能各个方面的评估进行全面了解，特别是涉及需要器官功能支持的急危重症患者。我们在书中提供了病例报告研究，并附有图像，所有病例均来自过去 7 年我们使用超声心动图指导救治 ICU 患者的经验分享，本院 ICU 是年收住急危重症患者超过 1000 例的三级综合 ICU。这些临床病例阐释了重症超声医师经常遇到的问题，并解释了超声探查结果如何影响临床诊疗管理、干预措施及期望的临床结局。

  像重症心脏超声一样，本书亦是急危重症医学及心脏病学的"集大成者"，我们希望您能从本书获益，帮助您管理救治您的急危重症患者。

英国牛津大学 John Radcliffe 医院重症医学顾问专家 Claire Colebourn
英国牛津大学 John Radcliffe 医院心脏病学顾问专家 Jim Newton

译者前言

　　《急危重症超声心动图学》原著的两位作者分别是牛津大学的重症医学专家和心脏病学专家，他们熟知急危重症患者迫切需要解决的临床问题，就急危重症医学科医师如何更好更快地掌握床旁超声心动图技术做了很好的探索。本书深入浅出地介绍了急危重症超声心动图学的特点和基本理论，结合急危重症医师关注的热点问题分别详细介绍了急危重症心脏左右心结构及心功能、舒张功能不全的解读、重症心包和瓣膜疾病、液体反应性与容量评估等内容，配以临床经典病例分享，在最后还特别总结了重症超声心动图的床旁决策路径指南，为急危重症医师提供了非常好的临床思维和快速解决临床危急问题的途径方法。

　　浙江医院重症医学科作为首批国家临床重点专科（重症医学）基地建设单位，在首席专家严静教授的带领下，在国内率先开展重症超声及重症心脏超声血流动力学监测等重症超声相关技术，与世界重症医学联盟组织、世界重症超声联盟组织（WINFOCUS)、法语国家重症与肺部超声培训联盟组织（CEURF）和欧洲重症监护医学会等建立了广泛国际合作交流，并牵头组织将国际重症超声领域最新著作翻译出版，与广大国内学者同行共同分享交流，先后组织翻译出版了《重症心脏超声》《重症心脏超声血流动力学监测》等经典著作，填补了国内该领域著作的空白。此次在中国科学技术出版社的大力支持下，在中华医学会重症医学分会主任委员团队、中华医学会超声医学分会超声心动图学组组长团队、中国医药教育协会超声医学专业委员会主任委员团队的专家们共同努力下，第一时间完成翻译审校任务，把最新的国际著作呈现给国内同行分享。

　　由于国内外医学学科建设及管理存在明显差别，加之各位译者对部分学科的理解及语言润色风格有所不同，书中翻译可能还存在不少瑕疵，恳请广大读者及时批评和指正，并请将不足错误之处反馈给翻译团队（邮箱：ccuuvip@163.com），以便再版时修订。

严　静　胡才宝

目　录

经胸超声心动图（transthoracic echocardiography，TTE）已经成为管理重症患者的一种独特的工具。超声具有无创的特点，同时伴随着技术发展带来的床旁高质量的扫描，适合当代重症医学的实践。

过去 20 余年重症领域的研究指引我们从以血压和心排血量为目标转向对个体循环的理解，将治疗方向转为达到充分的器官灌注。重症医生从来没有像今天这样依赖于对个体心脏结构和功能的了解来做出临床决策。

在 2000—2010 年的 10 年间，临床医师越来越意识到无创的影像技术在重症疾病中的潜在价值，并引起了大家积极热情和专业的实践，但是这个过程缺乏来自组织团体的规范或指导。

虽然在 2009 年就发布了声明鼓励使用并逐渐规范重症超声心动图，但 3 年之后才在英国超声心动图协会（British Society of Echocardiography，BSE）及重症协会（Intensive Care Society，ICS）的联合努力下建立了监管委员会。该委员会设计并颁布了两个用于学习重症超声心动图探查技术的独立流程。

（1）聚焦重症超声心动图（focused intensive care echocardiography，FICE）：被设计用于对需要重症医学介入的 ICU 或非 ICU 患者进行现场急救的超声扫描。FICE 的认证过程目前由 ICS 负责。

（2）成人重症超声心动图（adult critical care echocardiogaphy，ACCE）：通过对需要重症医学介入的患者进行完整的超声心动图研究，以获得其心脏结构及血流动力学的信息。这个检查过程作为第 3 个独立的实践领域，与之前存在的成人经胸超声心动图和成人经食管超声心动图过程一起，是由 BSE 负责的。

FICE 和 ACCE 毫无疑问是相关联的，但是并不意味着两者是前后顺序的关系，并且不能看作是两个步骤；因而有可能之前并没有得到 FICE 认证，但却参加了 ACCE 的培训。然而 FICE 认证是了解重症超声心动图特点，从而考虑是否要去获得 ACCE 认证的一种好方法。在 FICE 和 ACCE 之间缺乏中间的步骤，这是经过仔细考虑的。FICE 内进行的操作是基于定性的评估。ACCE 水平的实践则整合了定性和定量的评估。因而如果存在一个中间的训练步骤将不可避免地导致一些不完整的定量评估，从而出现不准确甚至错误的解读。

一、在重症患者中获得并优化声窗

英国对非心内科的重症超声心动图的认证仅仅是基于经胸超声心动图这一形式。这个决定和2000年之际的观点潮流背道而驰，但是却和现实世界的实践及循证证据是一致的。

决定重症超声心动图的实践采用经胸超声心动图的形式，主要是基于以下几点考虑。

1. 现代化的影像平台已经很大程度上避免了对在重症患者中得到劣质图像的担忧。

2. TTE避免了食管破裂的风险，虽然经食管超声心动图（transoesophageal echocardiograms，TOE）中食管破裂的发生率仅有1/1000，但它在插管患者中存在更高且不必要的风险。

3. 证据表明通过TTE可以为95%的非经选择的重症患者提供诊断信息。

4. 利用TTE获得的诊断信息改变了几乎40%～50%患者的临床治疗，使得它成为重症实践中临床最有效的方法之一。

5. 有很大一部分重症患者并没有插管，因而通过插管进行气道保护来保证TOE的实施并不符合患者最佳的利益，尤其是对于那些住在病房和急诊科而需要我们处理的患者。

6. 食管插管改变了胸腔内压，从而部分影响了超声心动图的评估能力。

7. 通过集中训练单一形式的技能，可以提高我们保持高水平能力的机会，从而减少使用经胸超声心动图获取有用图像的失败率。

TOE可在符合特定适应证时使用，包括如下。

（1）详细的二尖瓣评估。

（2）筛查主动脉根后部脓肿。

（3）用于细菌性心内膜炎中瓣膜破坏的评估和术前检查。

（4）怀疑主动脉根部水平以上的主动脉夹层。

采用经胸超声心动图的形式和实际的临床实践也是相符的。我们是一家拥有两个病区，24张病床的内科和外科ICU，根据我们的经验，我们每年开展600例用于临床和培训的超声心动图，其中仅有将近10例是有指征做TOE的。

重症患者毫无疑问是最具有挑战性的超声对象，主要是由于以下原因。

（1）由于各种导线和设备的存在，难以很好地接触患者。

（2）体位不佳。

（3）胸壁水肿。

（4）引流管和敷料覆盖了成像的区域。

（5）肺的病理改变引起呼吸周期内图像的干扰。

这当中的许多因素可以通过以下方法被克服。

（1）花费时间来准备和摆放患者的体位，这在我们的实践中是非常重要的。

（2）在患者病程的早期获得图像。

（3）当胸壁水肿减轻时再次获得图像。

（4）使用剑突下窗，包括改良剑突下窗，来获得心脏长轴和短轴切面。

图 1-1 展示了我们超声小组的一名成员给一位患者做超声检查的情形，示范了下列良好的操作可以提高安全性和效率。

（1）患者被小心地转向左侧卧位来实现最大化声窗，这是获取良好的经胸超声心动图图像的一个最重要的因素。

（2）导线和血滤装置被放置在床头侧，从而为操作者留出空间。

（3）引流管和引流袋被小心地移到成像的区域外。

（4）调节床头的高度，以允许方便的操作。

（5）清理邻近患者的区域，并用保护性的衬垫来防止操作过程中的交叉感染。

（6）呼吸机被放置在远离超声机的位置，并且调整气管导管的支架至远离操作者的区域。

（7）使用简洁、高质量的便携式超声设备。

（8）将患者安置在一个舒适且有支撑的体位，并且应有床旁护士或另一名助手在场，以便在患者需要时提供支持。

当获取这些超声图像时，照片中的患者已经在 ICU 进行了 4d 的多器官功能支持。图 1-2A、B、C 展示了在这种环境下超声心动图图像可以获得的诊断质量。

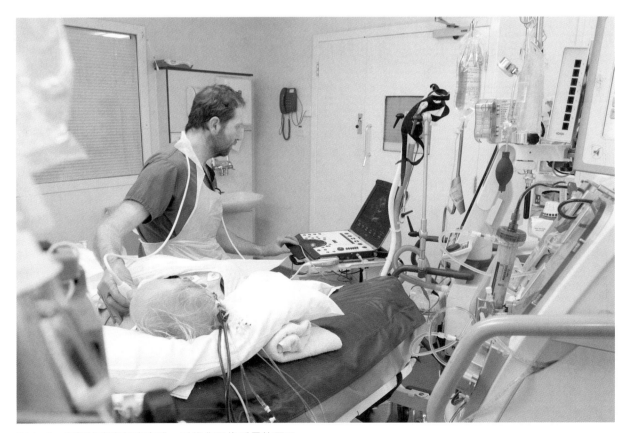

图 1-1　良好的床旁超声实践，以优化图像质量的展示

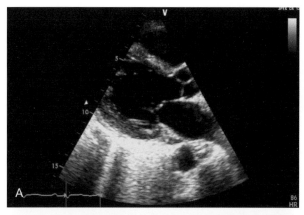

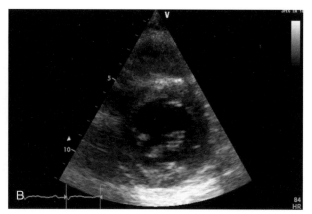

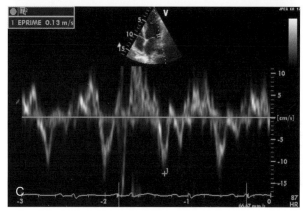

图 1-2　患者在度过 4d 的器官功能支持后获得的床旁超声图像

© Oxford University Hospitals NHS Foundation Trust 2016, 获批准使用

二、在初始稳定重症患者的阶段使用超声心动图

（一）FICE 方案

FICE 方案可用于快速评估危重且通常是低血压的患者，以明确是否存在需要立刻进行抢救的病理改变。

与这个概念一致的是，FICE 方案是对 5 种心血管状况粗略定性的判断。

1. **心脏压塞**　需要立即引流。

2. **明显的左心功能衰竭**　帮助临床决策。

3. **明显的低血容量**　需要静脉扩充容量。

4. **急性右心功能衰竭**　与临床表现相结合可提示急性大面积肺栓塞。

5. **大量胸腔积液**　可引起纵隔移位和低血容量。

FICE 方案采用 4 个心脏图像窗加上胸膜腔的图像窗，来寻找这 5 种临床情景的证据。当病理改变显著时，仅从一个图像中就能轻易识别出来。在做出合理的结论后就应尽快开始治疗。应根据当地实践将超声图像的结果记录并存档下来，从而使得根据这些图像所采取的治疗行为可以被佐证和审核。

表 1-1 展示了 FICE 方案的标准图像，以及上述病变在这些图像中的表现。

表 1-1　FICE 方案的图像和不同病理情况时的特点

图像	心脏压塞	急性左心功能衰竭	明显的低血容量	急性右心功能衰竭	大量胸腔积液
胸骨旁长轴	寻找围绕 LV 的液体，在心房和降主动脉之间形成一个尖锐的点	左心室壁运动减弱；室壁运动幅度减弱至正常心功能时心室腔的一半	左心室腔变小（接近 3cm 宽），并且室壁可以在心动周期相互接触	RV 看起来应该像杏子般大小。如果其直径增宽，应怀疑右心室扩张	注意心包积液和胸腔积液共存的情况；保证深度足够能同时看到两者
胸骨旁短轴	液体呈包绕状，甚至压迫 LV	寻找心室腔在心动周期内最小的改变	左心室腔变小（接近 3cm 宽），并且室壁可以在心动周期相互接触，RV 呈裂缝状和塌陷样	没有扩张时，RV 应紧挨左心室壁。查看右心室腔大小是否接近或超过左心室	寻找在心脏周围的且包含肺的液体
心尖四腔	液体呈包绕状，甚至压迫 LV 和 RV。在大量心包积液时，心脏看起来像在心包中摇摆	左心室壁运动减弱；室壁运动幅度减弱至正常心功能时心室腔的一半	左心室腔变小（接近 3cm 宽），并且室壁可以在心动周期相互接触，RV 呈裂缝状和塌陷样	右心室看起来和左心室一样大或更大，并且环形纵向运动减弱	这个切面的胸腔积液看不太清楚
剑突下	液体呈包绕状，甚至压迫 LV 和 RV。在大量心包积液时，心脏看起来像在心包中摇摆	左心室壁运动减弱；室壁运动幅度减弱至正常心功能时心室腔的一半	左心室腔变小，RV 呈裂缝状和塌陷样，IVC 直径 < 1.5cm，并且在深吸气时塌陷	右心室看起来和左心室一样大或更大，并且环形纵向运动减弱	这个切面的胸腔积液看不太清楚
胸膜腔					定位两侧膈肌，并且测量膈肌之上的液体深度。对血流动力学有影响的积液深度一般是 10cm。影响氧合或呼吸做功的深度为 5 ～ 10cm

IVC. 下腔静脉；LV. 左心室；RV. 右心室

1. 认证的步骤　FICE 培训的整个过程需要 6~9 个月。达到认证需要至少完成 50 个病例，如果是要达到完全胜任的水平则需要更多的病例积累。

（1）在注册时要找一名当地的导师，在 ICS 的网站上有全国的导师数据库。

（2）参加一个 FICE 批准的基础超声课程。

（3）在导师或监督诸的观察和帮助下完成初始的 10 个病例。

（4）完成含有 50 个超声研究的日志本，定期审核研究以评估质量；每 7 ~ 10 个病例应审核 1 次，如果在获取图像时存在问题就应进行更频繁的审核。

（5）从头至尾所有的研究应在 12 个月内被收集并且存档。

（6）当你和你的导师认为你已经准备好了，和你的监督者完成一个"触发评估"超声。在这之前你应完成至少 50 个病例，这取决于你技能熟练的程度。

（7）ICS 网站的"重症超声 - 基础肺超声"训练模块也需要完成。

（8）汇总的完成签字的表单及证明你完成日志本和网上学习模块的材料应发送至 ICS 秘书处。

（9）由 FICE 委员会主席决定授予 FICE 认证。

（10）在进行 FICE 认证前，应仔细考虑你是否能保持你的技能。

2. 谁能作为监督者　你的监督者需要在任一 TTE 考试中获得 BSE 认证或得到同等的欧洲认证。

3. 谁能作为导师　目前尚无明确界定，但应包括如下。

（1）在成人 TTE 或 ACCE 获得 BSE 认证。

（2）致力于上述提及的考试。

（3）在 BSE 认证的监督者支持下的有经验的 FICE 操作者。

导师应有充分的专业性来找出超声结果解释中的错误，并熟练地纠正学员的操作。

关于 FICE 认证进一步的信息可以在以下网址找到：http://www.ics.ac.uk/ICS/fice.aspx.

目前欧洲重症学会制订的循环性休克处理指南建议：当休克的病因不确定或经临床评估考虑患者对初始治疗无反应时，可使用超声心动图。在这种情况下使用 FICE 方案是极为合适的。

病例分析

将 FICE 方案付诸实践

夜班 ICU 医生被要求去看一名肠系膜缺血后引起重症神经肌病而进行插管机械通气数周的 27 岁男性患者。患者持续窦性心动过速，心率＞ 120/min。查体时发现外周血管收缩，同时收缩压只有 80mmHg。回顾临床参数，主治医生发现这种异常的生理变化已经发展了数天。FICE 扫描操作后显示有呈环绕包裹状的心包积液和中等量的胸腔积液。图 1-3 展示了 FICE 的结果。

夜班医生联系重症超声小组的资深成员确认是否符合心脏压塞的诊断。他们再次查看患者，并且通过使用更高级的超声技术确认了心脏压塞的诊断。心包积液被穿刺引流后收缩压升高了 10mmHg。患者进一步通过经胸腔镜心包引流，在第 2 天患者的血流动力学恢复正常。

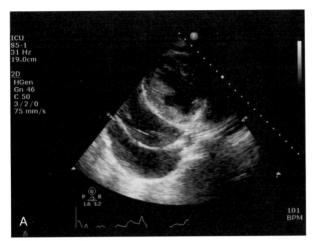

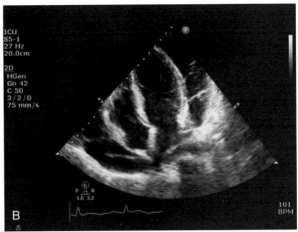

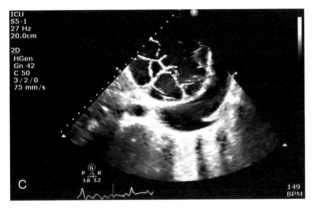

图 1-3　胸骨旁长轴、心尖四腔、心脏背部的图像展示了包裹性的大量心包积液及左侧的中等量胸腔积液

© Oxford University Hospitals NHS Foundation Trust 2016, 获批准使用

4. 能通过 FICE 方案发现的其他病理改变　FICE 方案可以用于以下情况的安全检测。

（1）严重的左心功能衰竭。

（2）明显的低血容量。

（3）急性右心功能衰竭。

如何明确这些诊断的范例见图 1-4、图 1-5 和图 1-6。

（二）成人重症超声心动图认证

这一认证过程是在 2012 年 10 月建立的，以满足那些想在 ICU 内开展超声和实践高质量超声心动图来明确患者心脏诊断和血流动力学评估的 ICU 医生的特殊需要。

ACCE 认证目前是与成人经胸超声心动图和经食管超声心动图认证一起，作为第 3 个由 BSE 负责的成人认证过程。

教学大纲是围绕最小 BSE 数据集的要求及 ICU 特有的一些情况，如评估机械通气的影响和液体反应性的评估。

完整的教学大纲可以在 BSE 网站上获得：http://www.bse-cho.org/media/103691/accreditation_pack_-_cc_october_20132.pdf.

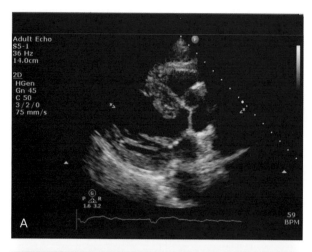
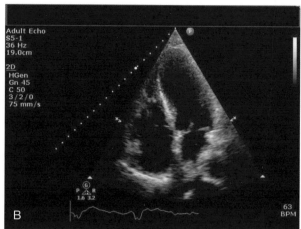
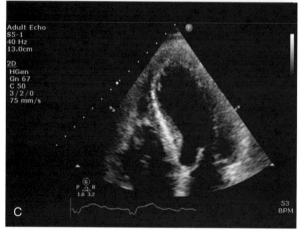

图 1-4　严重的左心衰竭

© Oxford University Hospitals NHS Foundation Trust 2016,
获批准使用

这一认证的获得需要一名顾问医生在 2 年内每周花 4h 的时间用于超声训练。

1．认证　认证需要如下。

（1）日志本收集：应该在 24 个月内操作和报告 250 个超声病例，每例应反映最小数据集，并包括相关的临床结论。这当中至多 50 例的研究是可以重复的，如在初始治疗后反复评估液体反应性。

（2）在多项选择题考试中表现良好：多项选择题考查了操作中必要的元素，包括与普通超声心动图相类似的要点，如超声物理学和瓣膜评估，也涉及重症临床实践中特殊的要素。

（3）提交 5 个展示病例，并且在考试环境下完整地完成对一名健康者的超声心动图操作：这是一种起初被 BSE 认证过程所采用的新型的客观结构化临床考试（objective structured clinical examination，OSCE）。

OSCE 被分为以下 3 个阶段。

（1）审核学员的日志本。

（2）在健康者身上完成超声操作考试，展示正确地移动探头和优化图像。

（3）审核展示病例，病例必须包括如下。

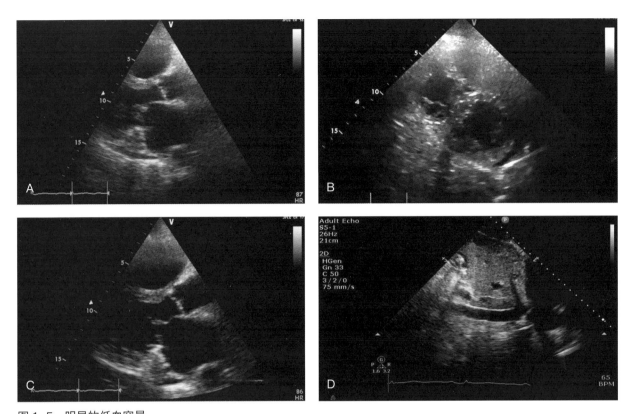

图 1-5 明显的低血容量

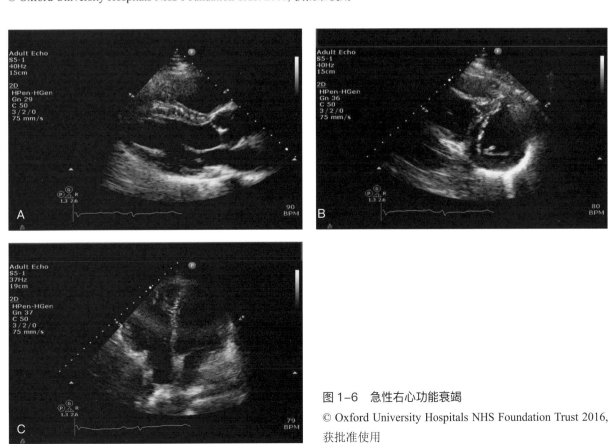

图 1-6 急性右心功能衰竭

①1个病例是示范液体反应性的评估，1个病例是评估任何原因引起的休克。这些病例必须是在重症病房内的重症患者上进行操作。

②1个病例应该是完全正常的。

③剩下2个病例由学员自己选择，与经胸超声心动图认证过程一致，应该展示中至重度的瓣膜病理改变或其他有意义的心脏病理变化。

④用于审核和标记这些病例的表格可以在之前提到的BSE网站上获得：他们详细列出了你的考官应该关注的超声心动图特征和相关的测量。

⑤考官可以理解在ICU的环境下操作病例可能会造成一些细节上的遗漏，然而不应出现关键的背景或技术信息被完全遗漏的情况；因而你的展示病例应该是经过仔细筛选以反映你最佳的水平。

2. 成功获得ACCE认证的建议

（1）找1名愿意且有时间、有技术来全程训练你的指导者：这对于他来说需要大量的投入，但是完整训练1名ICU医生操作超声心动图，将减少去门诊超声室检查的次数。

（2）建议至少有75个研究是在门诊部完成的：我们建议在你尝试给重症患者做超声检查前先在门诊部磨炼你的超声技术。

（3）清楚地告诉你的重症小组，直至你完成一定数量（通常是100例）的训练前，你不能在临床上使用你的技能。从你训练的这一阶段开始，你应该继续在门诊患者身上做一部分的超声检查，但是大多数的超声应该是在那些需要ICU会诊或入住ICU的患者身上操作。

（4）如果你在超声上没有进步，请及早告诉你的指导者：记住想要把超声学好和学习乐器很相似，需要频繁、经常性的锻炼。常常会有技术上的小的细节阻止你进步，但这可以被你的指导者纠正。

（5）在你尝试去使用另一只手同时优化图像和进行测量前，学习控制你的"超声手"。获得稳定的图像是做出正确观察的关键。

（6）不要期望把你操作的每个病例记录在日志本上。这个日志本是收集经过你筛选的病例以展示你的知识和经验基础。

（7）及早开始操作、回顾和再尝试你的展示病例：通常需要几个月内找到合适的病例用于提交你的5份展示病例。提交5份好的病例通常需要尝试10次。因而不要把这项工作放到最后一刻来完成。

（三）超声用于重症疾病的预后

当我们给重症患者做超声时，必须注意到我们是在患者的疾病阶段而不是在稳定期观察他们的心脏解剖和生理改变。

这方面的例子如下。

（1）给1名高左心室舒张末压力的患者打上存在舒张功能障碍的标签，而他在没有疾病的背景下舒张功能是正常的。

（2）给脓毒症时的左心室打上收缩功能障碍的标签。

（3）在应用去甲肾上腺素时评估二尖瓣反流的分级。

当患者从重症疾病中恢复时，许多超声心动图特征将回到基线水平；因而，这是重症超声心动图操作者的责任，来告知患者何时需要复查门诊超声心动图，以查明其真实的基础心脏结构和功能，并防止误导未来的临床评估。下面用来自我们实际发生的病例说明这一点。

病例分析

重症疾病缓解后再次评估心脏功能的重要性

1名20岁严重营养不良的患者被收入ICU，伴有宽大复杂的心动过速和极低的收缩压。查体时发现，患者有恶病质、外周水肿及大腿伸侧存在皮疹。膝盖和肘部以下的肢体是冷的，并且存在低容量的脉搏。

重症超声小组的成员做了个心脏超声检查，帮助明确她心脏不稳定的原因。主要的超声检查发现如下。

（1）左心室壁变薄和左心室扩张。

（2）射血分数（EF）为30%。

（3）使用组织多普勒和二尖瓣E峰和E'峰估计左心室舒张末压为20mmHg。

（4）肺静脉流入跟踪以舒张为主。

（5）存在少量的心包积液。

超声图像展示见图1-7 A至F。

超声提示左心室舒张减弱，左心室舒张末压力升高，结合临床背景，提示该患者是由于维生素、微量元素、蛋白质和热量缺乏引起的心肌病。

在接下来的6周，给予患者控制性再喂养，ACEI制剂和负向液体平衡，同时连续超声监测来进行液体管理的指导，以及左心室舒张与左心室舒张末压的再评估。

12周随访时的超声已经提示正常的心室壁厚度和形状，EF为45%，舒张功能已部分恢复。6个月后再次随访时，患者的超声报告已经恢复正常。

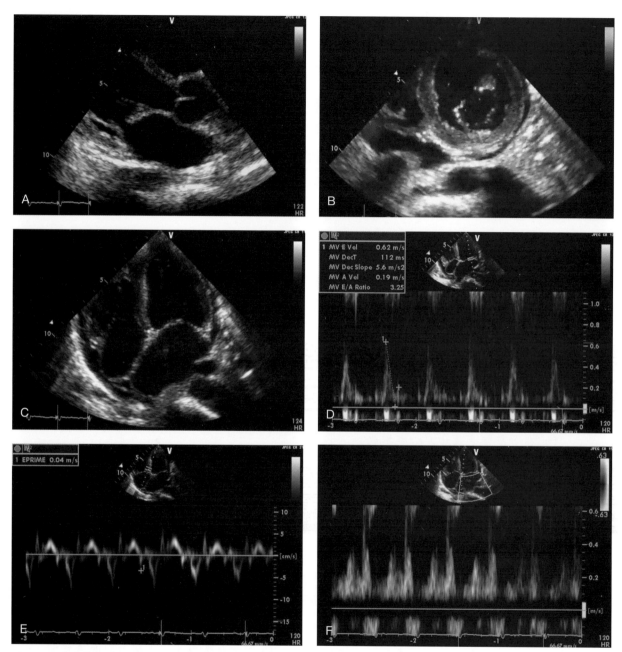

图 1-7　胸骨旁长轴和短轴、心尖四腔切面，计算左心室舒张末压力以评价舒张功能

© Oxford University Hospitals NHS Foundation Trust 2016，获批准使用

三、重症超声工作站的服务模式和质量指标

重症超声正处于快速发展的阶段，它对重症患者的管理具有独特的作用，并能产生直接和重要的影响。因而能够证明我们所做操作的质量，并且由管理团体提供对质量标准的指导是非常重要的。

心内科的超声服务是由 BSE 的部门认证委员会管理的。然而，BSE 还没有颁布全国统一的指南来对重症医学的超声服务进行部门认证，但这有可能会在短期内实行。

任何服务的必要组成成分是结构、过程和结局。

（一）结构

1. **职员**　明确 1 名超声工作站的负责人（clinical lead，CL）和 1 名心脏病专家是重要的初始步骤。如果没有分配给负责人充足的时间和资金，那么超声服务将难以发展或管理。负责人可以在他们完成超声训练前就确定下来；工作站的发展是可以和个人训练同时进行的。负责人角色的明确化有助于制订他们个人的发展规划，从而达到训练的目标。

2. **设施**　随着时间的发展，整个重症小组将熟悉重症超声的流程和每次操作前患者的体位要求。

3. **装备**　对超声设备和存储认证充分的资金投入是重要的步骤。

（二）过程

1. **请求**　这是过程中最难标准化的部分之一。有许多潜在的方式来请求重症超声检查。最后选择的过程应符合当地实践，并能满足所有请求。

2. **解释 / 报告 / 文档**　所有的研究必须记录在文书或电子病历里，并且将超声结果向非心脏超声医生解释。当超声操作者不知道如何在患者的临床背景下报告结果时，应由上级专家帮助审核。

（三）结果

监测　重症超声心动图和门诊超声心动图不同之处在于，它对患者的影响是直接且显著的。这一过程应该由负责人监测，并作为一项重要的质量指标。

（四）工作站启动

如果你计划在你的部门设立一个完整的超声工作站，思考以下每个类型可以帮助你从一开始就实施和证明高质量的服务。

表 1-2 提供了重症超声工作站的建议标准，并且强调了培训和服务质量之间的紧密联系。我们提供了两种类型的服务条款来展示一家单位如何从以 FICE 级别为主的超声扫描，进步到可以在大多数患者中进行完整的超声操作。

表 1-2　建议用于评价重症超声工作站的质量指标

参数	FICE 认证教学单位	BSE 认证教学单位
	结　构	
职员	任命 BSE 认证的 CL	任命 BSE 认证的 CL，分配给 CL 充足的 PA 用于完成工作负荷
	所有超声组成员应： 　是明确的 　是有资质的（不同水平） 　在资质范围内操作 　包括 CL 在内需参加再认证	所有超声组成员应： 　是明确的 　是有资质的（不同水平） 　在资质范围内操作 　包括 CL 在内需参加再认证 　定期参加质量评审会议
设施	确立书面化的标准并公布至超声小组，界定为： 　多器官功能支持下安全的床旁超声操作 　优化患者体位 　与护理组 / 值班医疗组 / 患者 / 家属良好的沟通 　标准由 CL 塑造成操作规范并加以维护	确立书面化的标准并公布至超声小组，界定： 　多器官功能支持下安全的床旁超声操作 　优化患者体位 　与护理组 / 值班医疗组 / 患者 / 家属良好的沟通 　标准由 CL 塑造成操作规范并加以维护
设备	便携式设备应： 　使用时长＜ 7 年 　配备存储相关的软件包 　定期保养 　图像应被储存 不同单位之间报告设施各不相同	便携式设备应： 　使用时长＜ 7 年 　配备存储相关的软件包 　定期保养 　图像储存在中心超声存储系统 　有相关服务协议可以连线中心心内科的存储设备 　　以便审阅和专家审核 报告和审核站对 ICU 所有的重症超声组成员开放
	过　程	
请求	所有超声操作者应知道 FICE 方案的指征并在指南 　范围内工作 超声操作应该及时的完成 提出超声申请和完成之间的时间间隔可以被审查 CL 确保当存在指征时应由更熟练的操作者进行再 　次超声扫描以达到 BSE 最小数据集	有统一并公布的重症超声指征的列表，并对以下 　有统一分类： 　立即 　紧急 　择期 对时间参数有统一规定： 　立即（30 ～ 60min） 　紧急（2 ～ 4h） 　择期（48h 内） 在纸上记录提出申请时间和超声操作时间以允许 　审查 ＞ 75% 的择期研究达到 BSE 最小数据集要求 当有指征时应重复 FICE 扫描以达到最小数据集 CL 制订、更新并发布针对重症相关指征的可行的 　超声方案

（续　表）

参数	FICE 认证教学单位	BSE 认证教学单位
解释、报告、文档	每项 FICE 研究后应录入书面化的报告。研究应标记为"FICE 扫描"	所有研究完成后应录入书面化的报告至患者的文书或电子病历，并包括： 提出申请时间 研究时间 研究类型，"FICE"或"ACCE" 临床问题 描述所有心脏相关的部分 提供临床问题的答案，结合临床背景将结果向非心脏超声医生解释
	有 1 名指定的心脏病专家供咨询	有一名 CL 和其他小组成员定期联系的指定的心脏病专家供咨询 重症超声小组应参加心内科超声讨论会议并对其有所贡献
	在临床情况允许的时间范围内，可以进行更高级的研究	CL 确定并发布当临床问题升级时的流程方案
设备维护	CL 发布符合当地政策的关于机器清洁的方法，当机器被用于： 非污染区 污染区 每次操作后应清洁机器	CL 发布符合当地政策的关于机器清洁的方法，当机器被用于： 非污染区 污染区 每次操作后应清洁机器
结　果		
研究结果	每 2 年 CL 应全面审核超声服务并且采取行动来提高薄弱的环节 审核及采取的措施应被存档	每 2 年 CL 应全面审核超声服务并且采取行动来提高薄弱的环节 审核及采取的措施应被存档

CL. 临床负责人

经 TC Thomas 和 CL Coleboum 许可转载自：measuring and monitoring quality in satellite echo services within critical care: an exploration of best practice. Echo Research and Practice，205,2:57-64.

（五）培训过程与评价

重症超声工作站最重要的功能之一是训练未来重症超声的负责人，以及能运用 FICE 方案的临床医师。

一个安全、高质量的重症超声工作站可以用于培训，提供来自资深专家的标准化操作方法，以及在临床问题的答案不明确时及时地询问到专家意见。

我们从过去 9 年的培训经历中总结了一些要点，可以帮助我们如何在服务框架内成功地建立一套培训体系。

1. 在每周固定的时间将 FICE 学员组织在一起来集中点评他们的病例。这个过程可以让学员之间相互学习，同时避免导师在整个工作周内零散地收到超声案例进行点评——这是非常低效的。

2. 想要得到 ACCE 资质的顾问或资深学员需要在 2 年时间内与他们专属的导师一起投入较多的时间在超声操作上才能获得认证。对于顾问来说，我们建议 2 年期间至少要每周 4 小时的学习，对资深学员来说，建议定期半天或一天的训练。

3. 教育过程的质量如同超声服务的质量一样，也需要密切的监督。定期审核学员在超声心动图操作上的进步是重要的，这有助于帮助克服学员在水平提高过程中遇到的瓶颈。学习类似超声心动图这样的新技术从来不会是直线式的进步，应该采取双向评价的方法来避免学员偏离轨道，特别是对于那些正在进行高阶训练的人。

如果你想要建立一个重症超声工作站，并且需要帮助和建议，可以联系牛津重症医学专科培训处，我们将很愿意提供帮助（邮箱：Claire.colebourn@ouh.nhs.uk）。

（翻译　周天昀，审校　严　静）

参考文献

［1］Alam SR, Docherty A, Mackle I, Gillies MA. The introduction of intensive care-led echocardiography into a tertiary care unit. JICS 2013; 14: 15–19.

［2］British Society of Echocardiography. A minimum dataset for a standard transthoracic echocardiogram. http://bsecho. azurewebsites.net/media/71250/tte_ds_sept_2012.pdf.

［3］Bruemmer-Smith S, Colebourn C, Fletcher N; The Joint British Society of Echocardiography and Intensive Care Society Committee for Critical Care Echocardiography and Committee for Focused Intensive Care Echocardiography. Accreditation for critical care echocardiography. JICS 2012; 13: 196–7.

［4］Cecconi M, De Backer D, Antonelli M, et al. Concensus of circulatory shock and haemodynamic monitoring. Task force of the European Society of Intensive Care Medicine. Maurizio Cecconi, Daniel De Backer etal. Intensive Care Med 2014; 40: 1795–815.

［5］Colebourn CL, Barber V, Salmon JB, Young JD. The accuracy of diagnostic and haemodynamic data obtained by transthoracic echocardiography in critically ill adults: a systematic review. JICS 2008; 9: 128–34.

［6］Colebourn CL, Davies IKG, Becher H. Bridging the gap: training critical care clinician-echocardiographers through a collaborative curriculum. JICS 2010; 11: 13–16.

［7］Colebourn C, Jones L. Contemporary evaluation for medical ultrasound teachers. Ultrasound 2013; 21: 57–63.

［8］Thomas TC, Colebourn CL. Measuring and monitoring quality in satellite echo services within critical care: an exploration of best practice. Echo Res Pract June 2015; 2: 57–64.

第 2 章

急危重症患者左心室功能的评价

The left ventricle in critical illness

一、急危重症患者循环系统的评估

(一) 收缩性能、射血分数和临床表现的关系

在超声心动图术语中，射血分数（EF）常被用来描述收缩功能。

但是，严格意义上来说，EF 应该被视为左心室做功的负荷依赖性指标，由以下因素共同决定。

1. 由心肌当前能量和储备能量决定的心肌细胞工作情况。

2. 体液平衡。

3. 心血管药物。

4. 整体临床情况。

5. 心率和心律。

临床实践中，常用径向增厚和纵向缩短来作为评价左心室收缩力的主要收缩平面，如图 2-1 所示。

超声心动图让临床医师通过很短的动态录像就可以全面评价左心室的表现，尤其是以下几方面的评价。

1. 左、右心室的收缩力和相互作用。

2. 急、慢性收缩性心力衰竭（包括局部和整体）的病因。

3. 其他通过心脏做功显著改变心排血量的病理改变，如瓣膜病和心包积液。

不受负荷影响的收缩功能测量指标也是可以获得的，如应变率显像等，但是对于急危重症患者来说，目前在床旁使用这些技术尚不可靠。

实践要点

左心室收缩（LV）是一个复杂的、多维的运动过程。因此，使用单一测量指标评估或测量心肌运动存在显著风险。最佳的方法应该是对心室功能进行三维定性和定量的评估和测量，并要考虑临床实际心脏负荷情况。

（二）测量和评估射血分数

EF 描述心脏收缩末期时心排血量占舒张末期总容积的比例。因此，在舒张末期和收缩末期，均需要进行测量评估。尽可能使用同步心电图（ECG），对应心动周期的时相进行测量。

在使用"定量测量射血分数（EF）"来反映对左心室功能的定量评价时，应基于超声心动图技师对左心室功能定性评估的反复确定。在此之前，技师应进行足够的相关训练以判断心室功能为接近正常、正常、轻度、中度或重度心功能不全。

尽管观察者间的差异必须考虑在内，对左心功能的定性评估在临床实践中仍然显示出与测量变量良好的相关性。

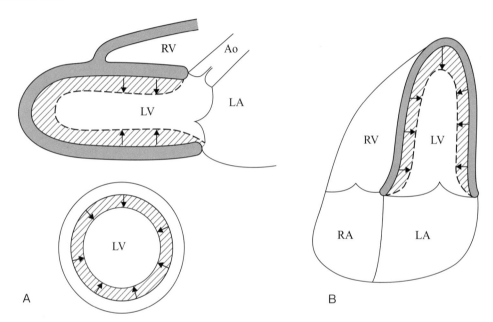

图 2-1　左心室模式图

显示收缩期胸骨旁长轴、短轴和心尖部切面心肌增厚的方向。RV. 右心室；RA. 右心房；LV. 左心室；LA. 左心房；Ao. 主动脉

实践要点

最佳练习方法应包括如下。

（1）定量评估，以提供重复性参数。

（2）定性评估，以防止由于测量或数据误差得到的 EF 不能反映超声心动图技师看到的实际情况。

（三）射血分数的定量测量

1. 单平面测量

（1）线性测量

①缩短率（分数）：测量左心室收缩和舒张期的内径可用于估计射血分数（EF）。 传统的方法是使用 M 型超声心动图，在胸骨旁长轴（PLAX）切面上，于收缩期，将取样线垂直于室壁置于二尖瓣瓣尖下方。在收缩期和舒张期测量左心室腔内径可以对左心室功能进行简单评估。这一测量指标被称为缩短率（分数）（FS）。 然后，根据以下公式即可从 FS 计算出 EF，其测值获得方法见图 2-2。

$$[(LVIDd - LVIDs)/LVIDd] \times 100 = FS\%$$

M 型超声心动图时间分辨力强，可以获得精确的测量值，但是这有赖于取样线的正确放置。如图 2-3 所示，取样线的放置位置应与心室壁呈 90°，以避免斜切。 使用 M 型模式时，必须设定固定的取样线使测量边界始终保持在同一时相，以确保得到测量结果的一致性和可重复性。当左心室只能在胸骨旁长轴斜切面中获得最佳成像时，应优先使用二维（2D）成像模式和点对点测量。

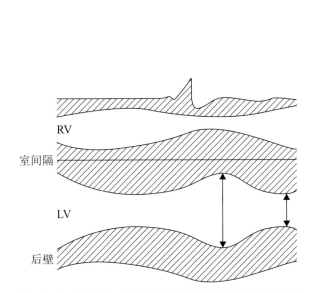

图 2-2　M 型超声心动图测量左心室数据以计算缩短率（分数）的模式图

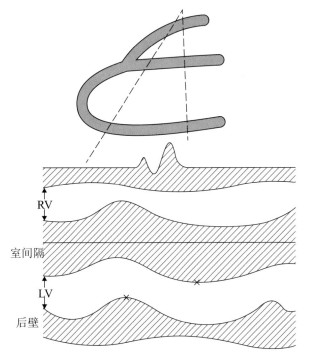

图 2-3　M 型超声心动图测量左心室的模式图
显示了取样线偏离（off-axis）对缩短率（分数）计算的影响

实践要点

当使用 M 模式进行线性测量时，广为接受的做法是使用固定引导线进行边界测量。这项技术在测量结构时，从一开始测量时就把测量线固定下来，然后一直贯穿至测量结束，从而获得统一的、重复性和一致性好的参数值。

② MAPSE：二尖瓣瓣环水平收缩期位移（MAPSE）是在心尖四腔心切面测量外侧二尖瓣环的下降，是对左心室功能线性测量的另一种单平面方法。MAPSE 可以用来定量分析左心室的纵向功能。该测量方法并不能单独使用，因为它只关注左心室长轴基部段的纵向功能，因此当存在局部室壁运动异常或径向功能障碍时会产生误导。在心尖四腔切面上，将 M 型取样线放置在左心室二尖瓣环外侧上，屏幕上即可显示出 M 型追踪图谱，与测量三尖瓣瓣环水平收缩期位移（TAPSE）的技术类似。测量最大收缩期位移并以毫米（mm）显示。

> **实践要点**
>
> 在无局部室壁运动异常的情况下，MAPSE 是一个反映左心室功能的有用指标。 其正常范围是 12±2mm。

（2）面积测量：多采用面积变化分数法。面积变化分数（FAC）是另一种在单一切面评估 EF 的方法，其在胸骨旁短轴切面乳头肌水平，测量收缩末期和舒张末期的面积。如图 2-4 所示，通过描记舒张末期和收缩末期面积计算 FAC，计算公式如下。

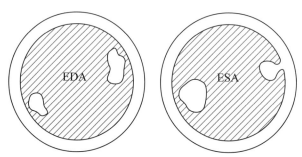

图 2-4　胸骨旁左心室短轴切面乳头肌水平模式图
在舒张末期和收缩末期测量左心室的横截面积。由此可以有效地评价面积变化分数。 EDA. 舒张末期面积；ESA. 收缩末期面积

（舒张末面积－收缩末面积）/ 舒张末面积 ×100%

因为左心室功能主要是径向功能，所以研究表明 FAC 测量与评价左心室功能的容积方法相关性良好。在急危重症患者中使用胸骨旁或改良剑突下短轴切面观察左心室短轴图像通常是可行的。进行 FAC 测量时切面水平的选择必须慎重。需避免使用心尖和基底节段，因为心尖部在收缩期由于环向扭转运动会完全闭合，而基底节段则由于其软骨连接而保持相对固定。

> **实践要点**
>
> 乳头肌中段水平提供了一个易于识别的解剖标志，实现了对 FAC 准确的、可重复的测量，从而可在无显著局部室壁运动异常的情况下反映左心室功能。

（3）多普勒超声心动图测量射血分数

①估测每搏输出量和心排血量：通过测量跨瓣血流速度和瓣口面积，计算出每搏输出量（SV），多普勒超声心动图可用于估计左心室的收缩功能。假设不存在分流或明显反流的情况下，可以通过任何瓣膜测量 SV，但最常用的方法是在主动脉瓣处测量，因为主动脉流出道是圆形的，且在

胸骨旁长轴切面即可清晰准确的测量其内径。

　　用 SV 乘以心率来计算心排血量，这必须在 LV 的定量和定性评估的情况下进行。 这种测量方法的误差主要来源于左心室流出道内径，在计算瓣口面积时要使用其平方值（会使测量误差倍增）。图 2-5 显示了 SV 的计算过程和相应公式。

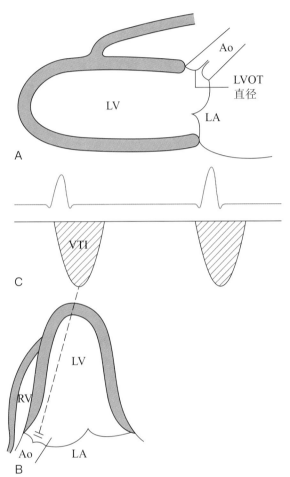

图 2-5　使用经胸超声心动图测量每搏输出量模式图

如图 A 所示，在主动脉瓣开放时测量 LVOT 内径。如图 B 所示，将脉冲波多普勒取样容积放置在心尖五腔心切面的相应位置，产生一个频谱，即如图 C 所示。测量该频谱的流速时间积分（VTI）与 LVOT 直径相结合计算得出每搏输出量的值。每搏输出量＝π（LVOT 直径 / 2）²×LVOT VTI 。A. 胸骨旁长轴切面：在心室收缩主动脉瓣开放时测量 LVOT 的位置。B. 心尖五腔心切面：脉冲多普勒取样容积的位置与胸骨旁长轴切面测量 LVOT 的位置在同一水平。C. 脉冲波多普勒频谱：测量流速时间积分以计算每搏输出量。LV. 左心室；LA. 左心房；RV. 右心室；LVOT. 左心室流出道；Ao. 主动脉；VTI. 流速时间积分

实践要点

在危重症病房中，经主动脉评估 SV 和心排血量是测量 EF 常用的、可重复的有效方法。

　　②压力 / 时间梯度：速度梯度的角度可以用来推导一个做功或功率的参数。 在临床实践中，二尖瓣反流血流频谱为我们提供一个可以使用的多普勒计算法，反映左心室做功的指标。 通过测量连续多普勒频谱中速度从 1m / s 增加到 3m / s 所需的时间，我们可以确定压力随时间的变化情况。图 2-6 展示了这种技术。

　　尽管与负荷相对无关，但至少需要中度以上二尖瓣反流，获得精确的多普勒频谱轮廓描记及认为假设左房压可忽略的前提，这些问题均限制了该方法的临床使用。

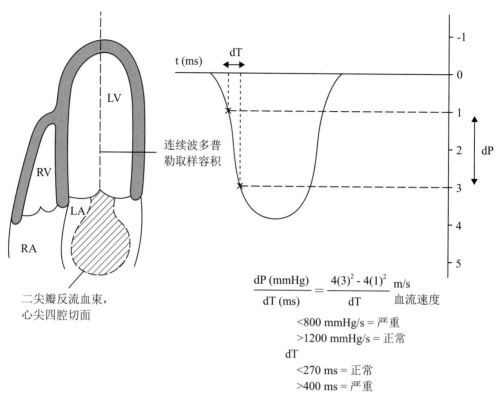

$$\frac{dP\ (mmHg)}{dT\ (ms)} = \frac{4(3)^2 - 4(1)^2}{dT}\ \frac{m/s}{血流速度}$$

<800 mmHg/s = 严重
>1200 mmHg/s = 正常
dT
<270 ms = 正常
>400 ms = 严重

图 2-6   计算 dP / dT 技术的模式图
在心尖四腔心切面，连续波多普勒取样容积通过二尖瓣瓣尖和二尖瓣反流束。优化频谱以显示至少 4m/s 的最大速度。
测量速度从 1m / s 增加到 3m / s 所用的时间，以计算 dP / dT 比例。RV. 右心室；LV. 左心室；LA. 左心室；RA. 右心室

③组织多普勒成像：组织多普勒成像（TDi）的运行方式与我们常看到的测量血流速度的频谱多普勒完全相同。为了测量血流速度,滤波器滤除低速运动,而至计算血液循环中红细胞高速度、低振幅的运动。当切换到 TDi 模式时，滤波器反转，探头只选择接收并显示来自心脏肌壁的低速度，高振幅信号。

因此 LV 的组织多普勒评估可以得到收缩功能的信息。图 2-7 显示了经心尖切面从 LV 基底部获得的典型 TDi 频谱。TDi 显示了正在成像的特定区域心肌的最大速度，因此如果不进行多次测量，不能用作整体心脏评估。

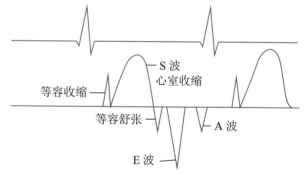

图 2-7   组织多普勒频谱显示正常心动周期中左心室的运动
S 波的峰值速度用来作为收缩功能的标志

实践要点

虽然作为附加方法，TDi 并没有提供有关左心室功能的全面信息，也无法单独得出 EF 值。基底段外侧壁和内侧壁的正常范围因年龄而异；然而，瓣环室间隔侧运动速度 <6cm / s 和侧壁侧运动速度 < 8cm / s，通常表示收缩功能异常减低。

④ Tei 指数：通过将经二尖瓣脉冲多普勒测量与经主动脉血流时间相结合，可以计算 Tei 指数。Tei 指数是由 Tei Chuwa 于 1995 年推导出的一个心肌功能指标，其将收缩和舒张表现综合起来提供一个左心室功能的整体情况。

在心尖四腔切面的二尖瓣瓣尖处获得二尖瓣口多普勒频谱，以测量二尖瓣口血流持续时间。在主动脉瓣下方的 LVOT 基底部进行类似测量以获得射血时间。通过比较这两个时间间隔的比例，可以得到一个指数，该指数在心脏病学队列中显示与前负荷相对无关且极具预后价值。这种关于左心室收缩和舒张功能综合测量在急危重症患者中的实际应用有待商榷。图 2-8 显示了 Tei 指数的测量方法和相应的正常范围。

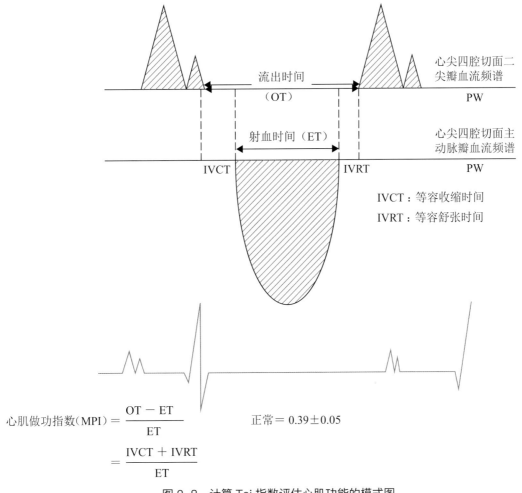

图 2-8　计算 Tei 指数评估心肌功能的模式图

2. 双平面测量　使用多个测量平面可以提高我们计算 EF 的准确度。可以使用改良半球圆柱法（也称子弹法）来计算左心室射血量。在收缩末期可以使用相同技术可得出 EF。

［5×LV CSA（胸骨旁短轴乳头肌水平）× 长度（心尖四腔切面，舒张末期）］/6

Simpson 双平面法：使用该公式需要测量左心室心内膜边界，然后测量从基底部到心尖的左心室长径。辛普森双平面法是在两个不同的平面使用这种技术，能够更准确地反映个别局部室壁运动异常对整体 EF 的影响。

Simpson 双平面法使用心尖四腔心和二腔心切面。在两个切面中对左心室收缩末期和舒张末期的心内膜进行描记，并行左心室长轴测量。随后由图像软件创建的左心室三维（3D）模型被分成 20 个堆叠的圆盘，以表示与左心室逐渐上升平面对应的区域容积。如图 2-9 所示，将这些独立的容积进行整合计算，从而得出精确的 EF。

实践要点

使用这种方法时，EF 的准确评估有赖于心内膜的清晰勾画，这是因为面积测量误差在半球公式计算时被放大了 3 倍。造影剂的使用可显著改善声窗条件欠佳患者左心室心内膜的测定，而未来自动化技术（自动边界检测，斑点追踪）的发展可能会提高该技术的准确性和可重复性。

表 2-1 对这些左心室功能评估方法的分类和实际应用进行了总结。在临床实践中，我们经常对这些测量技术要相互整合，扬长避短，具体将在以下的病例中展示。

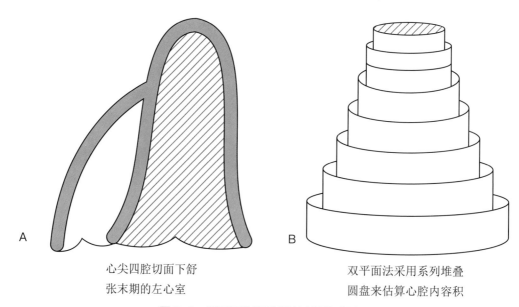

A　心尖四腔切面下舒张末期的左心室

B　双平面法采用系列堆叠圆盘来估算心腔内容积

图 2-9　双平面法和圆盘法过程模式图
A. 在舒张末期心尖四腔心切面描记左心室；B. 以一系列堆叠的圆盘代表心室容积，用于双平面计算

表 2-1 使用经胸超声心动图床旁评估左心室功能的方法总结（根据测值所需的平面数及相关的缺陷和优点，对这些技术进行分组）

技术种类	技术原理	技术	成像方法	适合使用的情况	避免使用的情况
单平面	线性	FS	PLAX 收缩期 / 舒张期 LV 基底的对比	评估整体功能时	存在 RWMA 时 声窗条件差时
		MAPSE	心尖四腔心切面 M 型超声测量瓣环内侧和外侧	评估纵向收缩功能时	RWMA
	面积	FAC	胸骨旁左心室短轴乳头肌水平切面	左心室评估的基础	仅获得基底部 / 心尖切面 RWMA
	多普勒	心排血量测量	恰当位置测量脉冲多普勒	测量心排血量	存在瓣膜相关疾病
		TDi	S 波峰值速度	和其他技术联合使用 声窗条件不理想	RWMA
		Tei 指数	心尖四腔切面	最不受负荷影像的左心室收缩功能测量指标	准确识别等容收缩 / 舒张期的存在技术难度
		dP/dT	连续多普勒勾画 MR 频谱	中度以上的 MR；对正常和严重左心室功能障碍具有良好的筛查能力；相对不受负荷条件影响	无 / 轻度 MR
双平面	面积	面积长度方程	收缩期和舒张期分别测量 LV 面积，并与 A4C 测得的 LV 长度相结合	筛查 LV 整体功能	左心室形态失常（如老年人、高血压患者）RWMA 结构异常，如左心室室壁瘤
	体积	Simpson 双平面法	心尖四腔和两腔切面	良好的心内膜测定	声窗条件差
3D	体积	Simpson 多平面法	心尖区切面	良好的心内膜测定 有 3D 成像功能的仪器	声窗条件差 / 心内膜识别差

3D. 三维；MR. 二尖瓣反流；RWMA. 局部室壁运动异常

病例分析

应激性心肌病——这一可逆性心肌病的诊断要点和进展过程

一名 56 岁女性患者因突发严重头痛，急诊入院。计算机断层扫描（CT）证实存在蛛网膜下腔出血，患者被转移到重症监护室给予支持治疗。入院时，患者心动过速，血压升高。心电图显示窦性心律，非特异性 ST-T 段改变，超敏肌钙蛋白轻度升高。床边超声心动图显示临界性高动力心脏，但无其他明显异常（图 2-10）。

在接下来的 24h 内，患者出现休克相关症状和体征。外周皮肤湿冷，毛细血管再充盈时间延长，动脉血气分析示乳酸水平升高。积极给予液体负荷以促进乳酸的清除。随着乳酸和尿量的初步改善，随后出现低血压使用去甲肾上腺素维持，血压在第 2 天开始逐步上升。复查肌钙蛋白值显著升高；但是心电图仍然无明显改变。

急查 TTE 评估左心室功能，并帮助于优化临床干预。

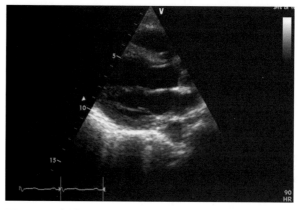

图 2-10　标准 PLAX 切面

显示节段收缩正常。瓣膜结构和功能在正常范围内，射血分数在正常值上限

©Oxford University Hospitals NHS Foundation Trust 2016，获批准使用

图 2-11 至图 2-15 是患者在进入重症监护室后 24h 采集的，最显著的异常是 LV 收缩功能下降。通过长轴和短轴切面观察，除了 LV 基底段仍保持高动力外，其他节段均明显受损。整体 EF 也随之下降。虽然心尖部明显受损，但并未出现 Takotsubo 心肌病中典型的心尖部气球样变。

与心脏科讨论后，对患者行冠状动脉造影检查，显示冠状动脉循环内无阻塞病变，并实施了主动脉内球囊反搏术。在开始输注多巴酚丁胺 [15μg/（kg·min）] 后，血压和心排血量得到了显著改善。在接下来的 7 天内，患者成功脱离正性肌力支持，1 周后出院前复查超声心动图显示左心室功能正常。

当我们将图 2-16 至图 2-19 与早先的图像进行对比时，会发现患者左心室整体收缩力得到了显著提升，这主要是由于乳头肌和心尖水平心肌收缩力的改善。整体 EF 值恢复正常，且先前受损区域的心肌也得以恢复，这与可逆性应激性心肌病的诊断相一致。

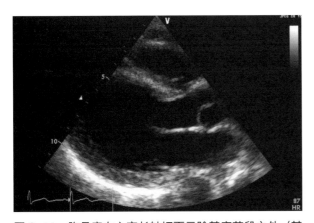

图 2-11　胸骨旁左心室长轴切面示除基底节段之外（其收缩期增厚相对良好），左心室收缩功能严重受损

©Oxford University Hospitals NHS Foundation Trust 2016，获批准使用

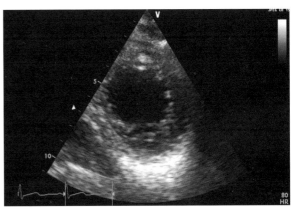

图 2-12　胸骨旁短轴心尖水平切面，显示左心室收缩功能严重受损。心尖部心室腔在心脏收缩时并未完全闭塞，而是在收缩末期仍有明显残余腔隙，这说明存在严重的收缩功能障碍。同时伴有心尖功能受损，但并未发现 Takotsubo 心肌病中的典型心尖球形扩张

©Oxford University Hospitals NHS Foundation Trust 2016，获批准使用

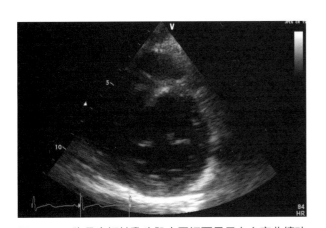

图 2-13　胸骨旁短轴乳头肌水平切面显示左心室收缩功能进一步受损，整体收缩功能随之下降

©Oxford University Hospitals NHS Foundation Trust 2016，获批准使用

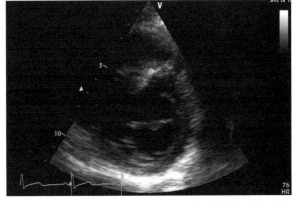

图 2-14　胸骨旁短轴基底部切面观察，基底部心肌节段功能仍得以相对保留，与 PLAX 切面观察到的区域情况相一致

©Oxford University Hospitals NHS Foundation Trust 2016，获批准使用

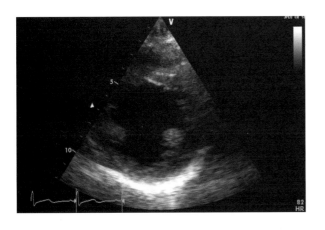

图 2-15　进一步显示了胸骨旁短轴乳头肌水平切面上各心肌节段收缩功能受损的程度，也显示了左心室整体功能受损情况

©Oxford University Hospitals NHS Foundation Trust 2016，获批准使用

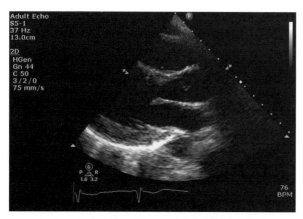

图2-16 左心室功能受损1周后复查超声心动图PLAX切面。PLAX切面显示,整体收缩功能显著改善

©Oxford University Hospitals NHS Foundation Trust 2016,获批准使用

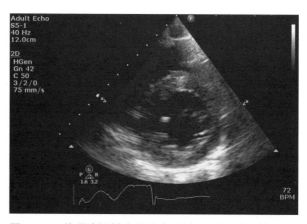

图2-17 胸骨旁短轴乳头肌水平切面,显示心肌径向增厚相对正常

©Oxford University Hospitals NHS Foundation Trust 2016,获批准使用

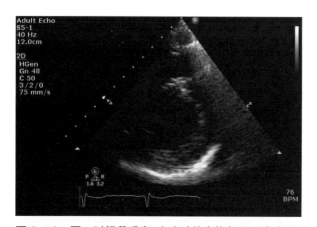

图2-18 同一时间段观察,心尖功能亦恢复至正常水平。心尖整体收缩功能得到显著改善

©Oxford University Hospitals NHS Foundation Trust 2016,获批准使用

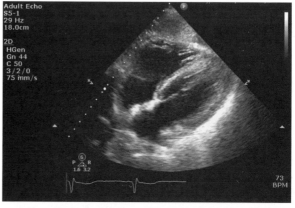

图2-19 剑下长轴切面进一步证实左心室整体收缩功能恢复至正常范围

©Oxford University Hospitals NHS Foundation Trust 2016,获批准使用

二、了解脓毒症的循环特点

感染性休克是入住重症监护病房治疗的常见指征。临床上对脓毒症的定义为由感染引起的,随后发生循环和器官功能改变的全身性炎症过程。

主要临床发现往往是明显的动脉扩张和高心排血量状态。因此,治疗策略集中于优化容量状态和恢复全身动脉张力,以恢复器官灌注压力。

作为脓毒症病程的直接结果,左心室受损现象已被人们发现并研究了50多年。 对感染性休克患者的早期观察性研究描述了两种不同的休克阶段或模式。

(1)脓毒症伴肢端温暖:血管扩张性休克。

（2）脓毒症伴肢端寒冷：低心排血量状态。

普遍认为后者死亡率显著升高。

最近一些更复杂的研究发现了关于脓毒症患者心脏低心排血量状态发生率高的进一步证据，这些研究使用各种技术在脓毒症不同阶段，均证实存在心脏收缩力受损。目前对脓毒症所致急性左心室损伤的发生率在 20%～ 70%，而右心功能不全也确认存在于高达 30% 的病例中。此外，各种研究已经证实，脓毒症从单脏器向多脏器损伤发展的过程中，生物标志物的升高也提示心脏损伤，包括肌钙蛋白、肌酸激酶（CK）和 B 型脑钠肽。

（一）脓毒症心室功能障碍的病理过程

脓毒症中心脏损伤的关键并非冠状动脉血流的宏观变化。这些患者在心电图出现特征性变化时，血管造影的结果却是正常的。

急性脓毒性心肌病的病变在康复后完全可逆，提示由短暂的病因所致。对脓毒症急性心脏受损最常见的两种假设性解释是循环中的炎症介质所致直接心肌抑制作用和心脏肾上腺素能受体的超刺激，导致急性快速耐受和受体下调。肾上腺素能受体快速耐受也出现在与大量肾上腺素激增相关的其他病理情况下（如蛛网膜下腔出血），可导致短暂的局部室壁运动异常，如 Takotsubo 心肌病。

在应激过程中，心肌从静息状态下以脂肪代谢为主转变为摄取并代谢糖类。这在一定程度上是由于肾上腺素能受体活化造成的。脓毒症会引发胰岛素相对抵抗的状态，因此，能量转换和胰岛素抵抗两者联合可能导致心脏在前负荷一定时做功减少。最后，由于长期未纠正的血管扩张，心脏高工作负荷的解偶联及上述暂时性因素，可能会引发左心室衰竭。

尽管在 20 世纪 70 年代就有学者假设脓毒症中的心脏反应可能是冬眠状态，并且与患者更好的预后相关联，但这一点在随后的研究中并未得到证实。脓毒症中，心室功能受损的出现是疾病严重程度的一个标志，虽然尚未发现其与死亡率存在独立相关性，但它对于预后的改变至关重要，就像危重症的每个阶段的关键因素一样。

（二）改变脓毒症治疗的方法

许多心排血量监测仪，如肺动脉导管和外周连续心排血量监测仪，可提供单次或连续的心排血量数值记录。单独使用这些数据的风险是我们无法知道某一特定患者 Starling 曲线内这些数据的背景情况。在没有关于患者心室功能和右心功能的额外信息的情况下，我们无法以正确的治疗方法来解释这些数据。这一点在图 2-20 中进行了详细阐述：两种情况下，心排血量均显示为 5.5 L，但是临床状况却完全不同。对这些患者的治疗方案也是截然不同的。

重症监护超声心动图为我们提供了一种有力的工具，能够让我们将脓毒症对心室影响的理论认识付诸实践。现在我们可以更全面地评估脓毒症患者的循环情况，考虑如下。

（1）大血管循环：指导体液平衡和补液量。

（2）小血管循环：指导血管加压药的使用。

（3）左心功能：指导血压目标值与血管超收缩风险的平衡，并及时诊断心力衰竭。

（4）右心功能：无论有无机械通气，均能对感染性休克情况下的右心室收缩功能进行客观评估。

这一观点在欧洲重症监护医学协会最新出版的关于血流动力学监测的共识中也有反映。本书建议将超声心动图作为需要进一步评估血流动力学情况时的首选工具。这与以往只有当发现心室衰竭的证据时才使用超声心动图相比，反映了临床实践指南的一个重大变化。

> **实践要点**
>
> 现在大家已经认识到收缩功能不全远比传统理解要常见，并且通过以往循环评估方法难以识别，因为其仅能以数值描述心排血量和心功能。

（三）脓毒症心室的管理

没有任何药物可以单独治疗脓毒症循环障碍。如前所述，图 2-21 描述了我们应如何考虑循环中的每个部分来获得充足的循环血量。

（1）滴定式液体疗法。

（2）血管舒张性休克中的血管加压药：见图 8-3，根据超声得出的参数计算外周血管阻力（SVR）。

（3）心排血量降低时，提高心肌收缩力或给予其他形式的心室支持，如使用电解质和 B 族维生素。

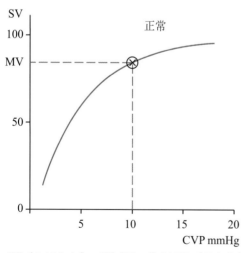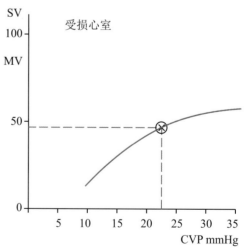

CO（5.4 L/min）= SV（80 ml）× HR（68 /min）　　　CO（5.4 L/min）= SV（45 ml）× HR（122/min）

图 2-20　前负荷增加时，正常（A）和受损（B）心室的收缩反应模式

相等心排血量的计算表明，心率增加可作为维持宏观流量的一种主要代偿方式

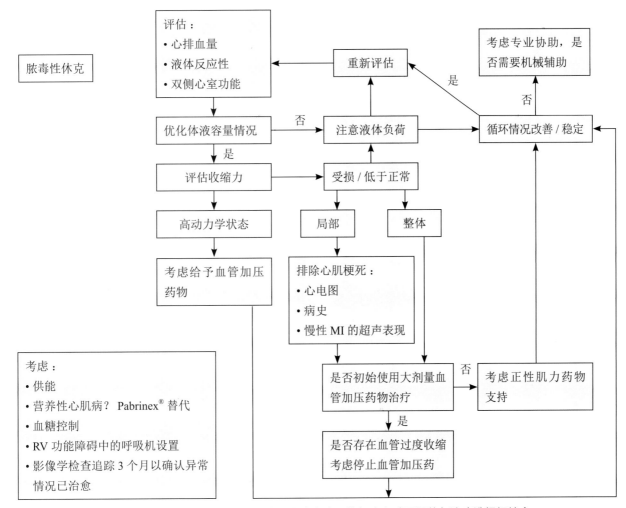

图 2-21　脓毒性休克患者的系统化治疗方法，将超声心动图评估与治疗选择相结合

病例分析

脓毒症对左心室的影响

一名 23 岁女司机，因高速公路上交通事故，致轻微肌肉骨骼损伤入院。患者既往体健。入院后 2d，腹痛进行性加重，CT 显示肠穿孔，损伤程度与出现的低血压、心动过速及血乳酸水平升高相一致。

急诊行剖腹探查手术，术中发现小肠穿孔和化脓性腹膜炎。术中，使用大量液体复苏和多次 α 受体激动药静脉推注后，仍难以维持患者血压。建立中心静脉通路，显示中心静脉压为 14cmH_2O，混合静脉血氧饱和度为 86%。开始注射去甲肾上腺素，然而，尽管采取了这些措施，血乳酸水平仍继续上升，合并血流动力学紊乱。给予单次剂量 1mg 的特利加压素和 200mg 氢化可的松静脉注射，用于治疗可能存在的难治性感染性休克。由于患者对这些治疗措施毫无反应，为控制剖腹手术的损伤，紧急转移至重症监护室。患者入住重症监护病房（ICU）后，立即行床旁超声心动图检查。图 2-22、图 2-23 和图 2-24 中显示经胸骨旁长轴和短轴及心尖四腔切面的图像。图像显示右心室（RV）正常收缩并充分充盈，由此可见低血容量不足以解释患者的循环紊乱。

行超声心动图检查后，开始输注多巴酚丁胺，同时在超声心动图监测心排血量的指导下谨慎减少血管加压药的剂量。随后，器官功能改善和血乳酸水平下降，血流动力学状态得到改善。在接下来的 48h，患者病情逐步稳定并返回手术室完成关腹手术，随后在 ICU 观察 4d 后拔管。

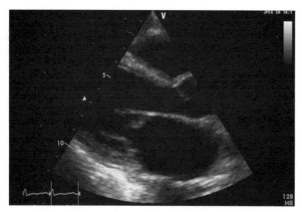

图 2-22　左心室功能严重受损，不伴有扩张

©Oxford University Hospitals NHS Foundation Trust 2016，获批准使用

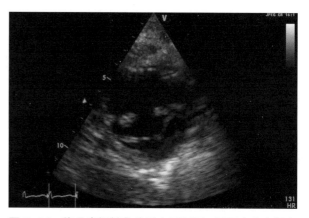

图 2-23　胸骨旁短轴乳头肌水平切面，显示左心室径向增厚明显减弱，随之影响左心室收缩功能

©Oxford University Hospitals NHS Foundation Trust 2016，获批准使用

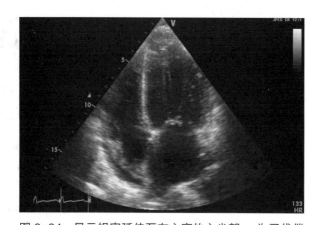

图 2-24　显示损害延伸至左心室的心尖部。为了代偿收缩功能受损，心率加快以维持心排血量

©Oxford University Hospitals NHS Foundation Trust 2016，获批准使用

三、毒性药物对心室功能的重要影响

心功能的药理学改变是大量用来治疗或预防心律失常及冠状动脉疾病药物的预期结果。在相对或有意用药过量的情况下，这些药物会导致循环衰竭，需要紧急、特殊的治疗。快速的超声心动图评估为及时发现循环衰竭机制提供了方法，并成为指导循环恢复的重要工具。

（一）导致特异性心力衰竭的药物

化疗药物可通过未知机制引起特异性药物诱导性心力衰竭。涉及的药物包括蒽环类（如多柔比星）、环磷酰胺、紫杉烷（如紫杉醇）、赫赛汀和氟尿嘧啶。由化疗药物导致的特异性药物诱导性心力衰竭可以在治疗的任何阶段快速出现。研究表明长期使用选择性环氧化酶 -2（COX-2）抑制药可增加心血管死亡率。这类药物目前尚未获准应用于合并心脏病的患者。

一些新型免疫调节药，如干扰素 α，与急性可逆性心力衰竭有关。另一些由于节律紊乱导致间接心力衰竭的药物，如三环类抗抑郁药阿米替林，同时还具有直接的负性肌力作用。麻醉药物具有直接的负性肌力作用，包括挥发性麻醉药（如安氟醚）和静脉用麻醉药（如巴比妥类）。 丙泊酚是一种脂溶性安眠 / 镇静药物，常用于危重症患者的治疗，被认为主要通过扩张外周血管来降压；然而，如果剂量过大，可能会引起特异性急性右心室心肌病，称为丙泊酚输注综合征（详见第 4 章）。

（二）导致剂量依赖性心力衰竭的药物

剂量依赖性药物诱导的心力衰竭典型表现为在服用过量的心脏抑制药如抗心律失常药或抗高血压药后出现的心力衰竭。 与循环衰竭相关的两种最常见的药物类型是 β 受体阻滞药和钙通道阻滞药。β 受体阻滞药的负性肌力作用和变时性作用是众所周知的，并通过肾上腺素能受体通路直接介导。钙通道阻滞药通过阻断跨膜钙通道(一个心脏收缩力的关键控制组件)而起作用。此外，对于某些钙通道阻滞药如氨氯地平，伴随心肌收缩力下降的还有外周动脉血管扩张。

（三）β 受体阻滞药和钙通道阻滞药过量的治疗

由于 β 受体阻滞药或钙通道阻滞药过量引起的受体结合不能即刻逆转，急性心肌抑制的逆转取决于心肌细胞获得其他能量来源，如图 2-25 所示。

在药物诱导的休克状态，心肌细胞将其首选能量来源从脂肪酸转换为糖类。当钙通道阻滞药过量时由于钙通道介导的胰岛素释放受到抑制，这种代谢性饥饿加重。为了最大限度地提高心肌细胞的效率，胰高血糖素和胰岛素超常水平释放提供能量来源，以在药物诱导的心源性休克时使心肌达到最佳收缩力。使用胰高血糖素可以通过增加胞质内腺苷酸环化酶的水平，在细胞水平上介导正性肌力作用。虽然最初胰高血糖素病例报道是成功的，但后来认为

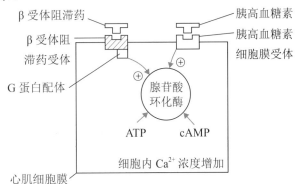

图 2-25　β 受体阻滞药过量时胰高血糖素机制的模式图
尽管经典的细胞内信号通路被阻断，通过替代途径刺激腺苷酸环化酶，最终结果是胞质内磷酸腺苷（AMP）增加，获得钙

这可能是药物制造过程产生的人为假象。在使用生物合成技术之前，牛胰高血糖素中还包括胰岛素，现在胰岛素被认为是正性肌力药物的主要选择。目前的治疗仍然是首先给予胰高血糖素，随后补充胰岛素和葡萄糖。

由于潜在的受体阻滞，传统血管活性药物的作用在这种情况下明显受限，并且在收缩力受损时，发生血管收缩通常会使心排血量进一步恶化。图 2-26 显示药物诱导的心源性休克患者治疗的实用方法。

以下病例将展示 β 受体阻滞药过量的治疗。

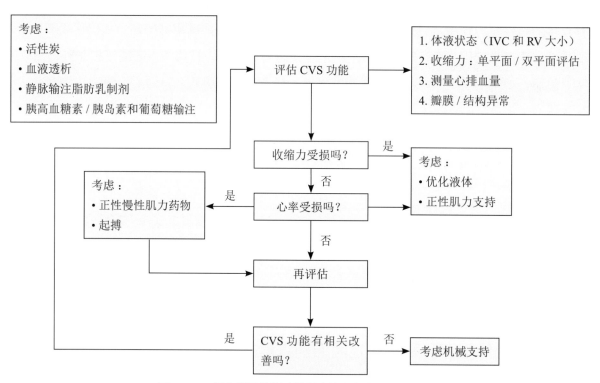

图 2-26 超声指导药物过量所致休克患者的评估和治疗

病例分析

你能降低多少——继发于 β 受体阻滞药过量的心源性休克

一名 23 岁的女性被母亲送入急诊室，其母向医生汇报说她的女儿用酒服用了 5g 美托洛尔。检查时，患者神志模糊，心动过缓（35 /min），低血压（71/40mmHg）。毛细血管再充盈时间延长至 5s，急诊科给予 4L 液体输注，血流动力学无改善。动脉血气分析示血乳酸升至 3.8。其格拉斯哥昏迷评分继续下降至 7 分，因此给予依托咪酯和罗库溴铵后行气管插管。插管后，尽管推注了间羟胺和肾上腺素，但血压进一步下降。超声心动图显示左心室功能严重受损不伴扩张,右心室功能受损伴扩张,下腔静脉（IVC）无塌陷,同时给予通气。超声图像如图 2-27 所示。

在急诊室开始给予患者肾上腺素输注，患者在接受单次剂量 5mg 的胰高血糖素推注后立即转入监护病房。尽管给予正性肌力支持，但复查超声心动图显示左心室收缩功能的改善很小。因此，开始给予大剂量胰岛素输注，同时给予葡萄糖和钾。再次行超声心动图检查，显示收缩功能轻度改善，但是患者乳酸水平继续恶化。患者拟行体外心脏支持，建立静脉 - 动脉体外膜氧合（ECMO）辅助循环。5d 后出院，2 周后完全康复。6 周后行超声心动图显示左右心室均恢复正常。

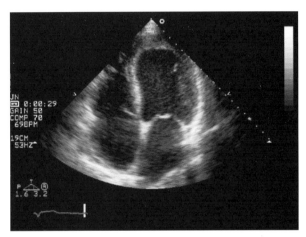

图 2-27　心尖四腔心切面显示左心室整体功能受损，可观察到射血分数严重受损，伴有不正常的心动过缓

四、了解左心室结构的重要性

（一）左心室力学

左心室是一个复杂的机械结构，根据快速变化的负荷条件产生变化的每搏输出量。现代成像技术帮助我们更好地理解这种高度发达的肌肉的功能解剖和生理学。

左心室的肌肉纤维排布于 3 个不同的平面上：径向、纵向和螺旋。这种肌肉排列目的是以最佳效率促进室壁同步收缩。收缩功能直接增加左心室内的总压力，以致超过主动脉压力并产生通过主动脉瓣的血流。

使用超声心动图检查的不同方面来观察左心室收缩的 3 个平面。

（1）径向心室壁功能在胸骨旁短轴切面观察最佳，可观察到心肌的增厚，通过室壁增厚和射血来减少收缩末期区域。

（2）纵向心室功能在心尖切面观察最佳，可清晰显示心脏基底部围绕着舒张末期心腔内血流有效运动，并缩短基底部和心尖之间的距离。

（3）左心室的扭转收缩功能，使用常规超声心动图技术很难观察，但对收缩和舒张功能均有意义。心尖和基底部在收缩和舒张期以相反的方向扭转，产生类似于拧湿毛巾的运动，有助于增加收缩期心室内心尖至流出道方向的压力。由此产生的左心室解旋也被认为在舒张早期起到将血液吸入左心室内的作用，帮助心室充盈。使用 TTE 在胸骨旁短轴心尖切面可以看到心尖的扭转，但无法测量，仅能对左心室功能进行单纯定性评估。

图 2-28 显示 LV 的 3 层肌肉的包裹和运动方向。

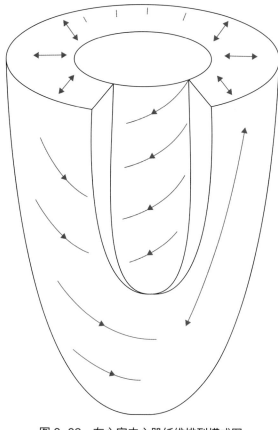

图 2-28　左心室内心肌纤维排列模式图

1. **左心室壁命名方法**　超声心动图根据解剖和冠状动脉供血区将左心室细分为不同节段。在观察 LV 时，我们人为在纵轴上将心室分为 3 个水平。

（1）基底平面位于二尖瓣水平。

（2）中间平面位于乳头肌水平。

（3）心尖平面是指紧靠真正心尖下方的心室部分。

（4）在这 3 个纵向层面之上的是真正的心尖，为一个单独的心室节段，就像放置在圆顶冰屋顶上的帽子一样。

再根据与 RV 的位置关系进一步将这些纵向层面划分为不同的节段。

（5）在基底和乳头肌层面，有 6 个径向节段。RV 的两个插入点之间的 LV 区域称为室间隔，包括前间隔区和后间隔区，如图 2-29 所示。

（6）基底和乳头肌层面的剩余心肌细分为 4 个区域，如图 2-29 所示。

（7）在心尖部的层面上，由于没有 RV，因此，左心室心肌环被划分为 4 个不同的区域。

（8）因此 LV 有 17 个节段，包括真正的心尖在内。

2. **冠状动脉供应心肌**　进一步描述 LV 功能解剖结构的方法是根据冠状动脉灌注区域进行分区。LV 由右冠状动脉和左冠状动脉共同供血，并且存在显著变异；然而，图 2-30 描述了公认的经典版本。通过了解动脉供应和局部室壁运动异常之间的关系，超声心动图可以提示冠状动脉病变的位置，但考虑到心肌不同区域动脉供血的变异，这种评估仅限于猜测，除非得到血管造影证实。

（二）左心室肥大

持续的后负荷过重会导致心室肥厚以保证 EF。正常心肌灌注有两种来源：薄的心内膜下心肌通过心室表面扩散接受血液，而大部分心肌有赖于心外膜冠状动脉的灌注。在收缩期，这些血管受压无血流。肌肉体积越大，需氧量越大，血液在到达目的地之前需经过的距离越长。因此左心室肥厚（LVH）与缺血性心脏病密切相关。

心肌肥厚也可能是心室肌肉异常的结果。有几种病理状态在无生理刺激时也会出现心室肥厚。

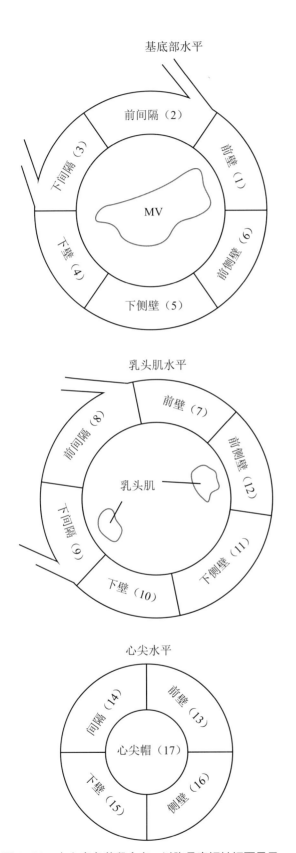

图 2-29　左心室各节段命名，以胸骨旁短轴切面显示
每个水平层面进一步细分，将心尖帽计入其内，总计 17
个节段

肥厚心肌的分布和心肌的图像特征都可以协助鉴别这些疾病。

　　肥厚型心肌病引起典型的非对称性室间隔肥厚；然而，在诊断中也发现有其他肥厚心肌分布情况。合并粗大肌窦的单纯心尖肥厚是左心室致密化不全的典型特征。一般认为此病是由于在胚胎形成过程中发育异常所致，心室形成厚厚的海绵状肌壁，伴有深的肌窦或小梁，用二维超声心动图在胸骨旁和心尖切面上可清晰显示。右心室肥厚可能是慢性肺动脉高压（PHT）或罕见的右心室心肌病如致心律失常性右心室（高反应性隔缘肉柱，小梁紊乱和囊样改变）的特征。

　　计算相对室壁厚度有助于通过评估区域差异来识别心肌肥厚的可能原因（图 2-31）。另外，心脏磁共振成像（MRI）被越来越多地用于诊断这类疾病，亦可对其治疗提供帮助。

实践要点

　　如下面的病例分析所示，左心室结构与危重病管理关系密切。

病例分析

梗阻进展：流出道动态评估与梗阻

　　一名 68 岁男性患者因逆行性胆管炎致感染性休克，送入重症监护室。随后出现多器官衰竭，给予有创通气，广谱抗生素和血管收缩药治疗。既往病史包括高血压和慢性肾衰竭。2 周后，由于脱机时间延长和 2 次尝试拔管失败，行气管切开术。由于 1 型呼吸衰竭，2 次尝试拔管均迅速失败，通过重启有创通

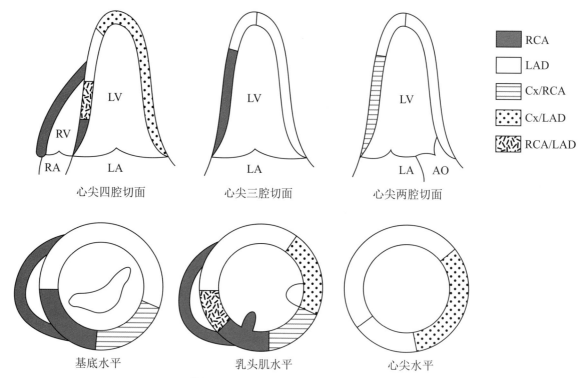

心尖四腔切面　　　　　心尖三腔切面　　　　　心尖两腔切面

RCA
LAD
Cx/RCA
Cx/LAD
RCA/LAD

基底水平　　　　　乳头肌水平　　　　　心尖水平

图 2-30　心外膜下冠状动脉的常见分布

特别注意这些模式中可能发生显著变异

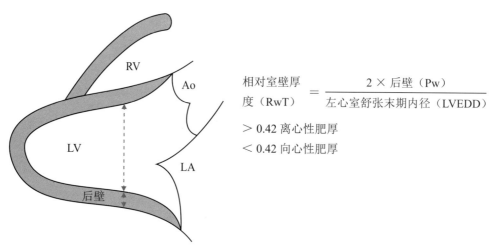

$$相对室壁厚度（RwT）= \frac{2 \times 后壁（Pw）}{左心室舒张末期内径（LVEDD）}$$

> 0.42 离心性肥厚

< 0.42 向心性肥厚

图 2-31　计算相对壁厚度的模式图

有助于区分向心性和非对称性肥厚。RV. 右心室；LV. 左心室；LA. 左心房；RA. 右心房；Ao. 主动脉

气和利尿药治疗后在 48h 内好转。

第 2 次拔管后进行了 TTE。呈现显著的中度向心性左心室壁肥厚和左心室舒张减速时间延长，后者与心肌的显著肥厚一致。左心结构和功能在其他方面均正常。复查超声心动图显示，在主动脉瓣开放良好的情况下，镇静状态和自主呼吸试验期间 LVOT 内均存在明

显的压力梯度。

超声心动图小组得出的结论是，脱机试验相关的高血压和心动过速，源于室间隔肥厚所致的功能性 LVOT 梗阻，利尿后尤其加重。随后给予 β 受体阻滞药和血管扩张药治疗，并在接下来的 72h 内成功从呼吸机脱机。患者的超声心动图见图 2-32 至图 2-36。这组图像从胸骨旁长轴切面开始，显示正常的收缩偏移。显著的异常是主动脉下的隆起（ventricular of the aortic valve），即主动脉瓣下的室间隔肥厚。图 2-37 至 2-46 显示了 LVOT 内狭窄引起的湍流，在心尖五腔切面中使用彩色血流多普勒观察到高速彩色信号。使用连续多普勒分析瓣膜压力梯度，显示主动脉瓣跨瓣压差正常；然而，当使用脉冲波来测量特定的瓣下区域时，当取样容积向主动脉瓣及梗阻部位前进时，可以看到清晰的主动脉瓣下压差明显升高。

（三）局部室壁运动异常

在心脏收缩期间心肌主动增厚和向内运动是心肌存活的标志，临床 - 超声医师应使用公认的命名法来对每个室壁节段的心肌功能评分。"局部室壁运动评分"是将"左心室壁命名法"中描述的 17 个心肌节段中的逐一评分，最终得出左心室的整体功能评分并监测局部心肌功能的改变。表 2-2 显示了 4 个评分要点的构成。

表 2-2　RWMA 评分

分值	局部心肌收缩表现
1	正常
2	运动减低
3	无运动
4	矛盾运动
5	室壁瘤

RWMA. 局部室壁运动异常；室壁运动评分指数（WMSI）＝所有节段的总评分 / 所有节段数

局部室壁异常可能很细微，但是识别重要的局部室壁运动异常是休克患者治疗的关键所在。慢性局部室壁运动异常与心肌瘢痕形成有关，因此可见心内膜变薄和钙化的证据。相反，没有这些特征的低运动区域或无运动区域更可能表示近期或目前存在心外膜冠状动脉闭塞。这些发现都可能导致休克表现，应该及时正确诊断，并给予合适的治疗。急性和慢性局部室壁运动异常之间的主要区别如图 2-37 至图 2-46 所示。图像显示了急性和慢性缺血性改变之间心肌外观差异。急性缺血时心肌收缩功能受损（运动减低或无运动），但没有萎缩变薄，且常由于缺血性心脏病的危险因素而存在心肌肥厚。相比之下，陈旧性梗死区域以心肌变薄、萎缩为特征，并常伴随该区域的心肌钙化。图 2-38 清楚地显示了室间隔厚度正常，运动消失，而在心尖四腔切面上，室间隔的异常一直延续至心尖部。在心尖两腔切面图像上清楚显示了下壁钙化、萎缩，收缩功能显著受损。

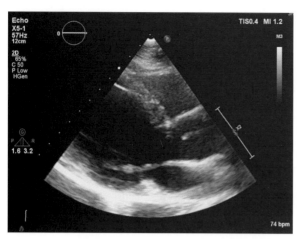

图 2-32 胸骨旁长轴切面示由于左心室流出道狭窄，主动脉瓣下血流加速。此为室间隔中等肥厚和二尖瓣前叶冗长所引起，在剧烈心动过速或低血流量等应激状态下，冗长的二尖瓣前叶被吸入左心室流出道

©Oxford University Hospitals NHS Foundation Trust 2016，获批准使用

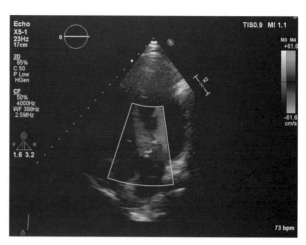

图 2-33 在心尖五腔切面使用彩色多普勒应观察左心室流出道区域时，可清晰显示主动脉下湍流。彩色血流信号的变化是提示行进一步频谱多普勒检查主动脉瓣下阻塞的指征之一

©Oxford University Hospitals NHS Foundation Trust 2016，获批准使用

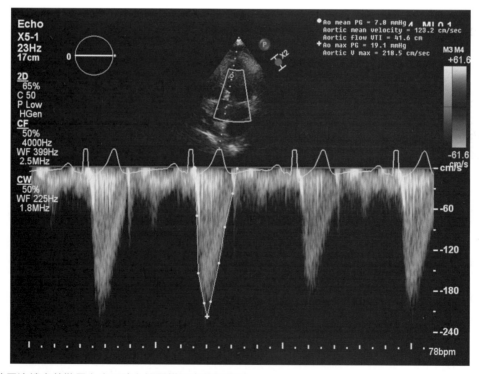

图 2-34 使用连续多普勒于心尖五腔心切面描记多普勒频谱

升高的速度表明沿着多普勒路径某处存在升高的压力阶差，但是单独使用这种技术不能确定其位置，因此无法确定病因

©Oxford University Hospitals NHS Foundation Trust 2016，获批准使用

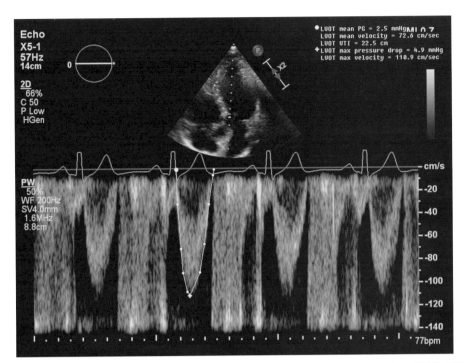

图 2-35　于主动脉下水平获得的脉冲多普勒频谱。该测量是用于估计主动脉瓣区压力阶差，测量位置通常距主动脉瓣 1cm 以内。这个频谱显示了一个上升的速度时间积分和峰值速度，表明高压力阶差开始于瓣膜下方，而不是在瓣膜内或上方，得出主动脉瓣下血流速度加快的诊断

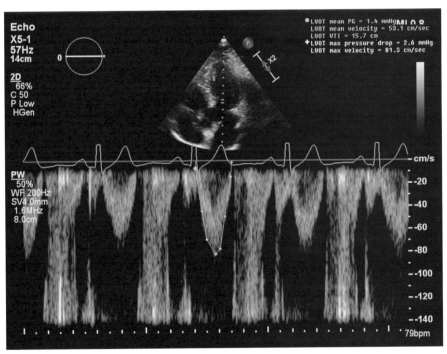

图 2-36　从左心室腔较深处获得的脉冲多普勒频谱，显示血流正常加速，证实主动脉下左心室流出道梗阻的诊断。这应该立即进行进一步检查，以明确梗阻的病因，并评估左心室的其他特征，以判断是否存在心肌病的可能性，如肥厚型心肌病

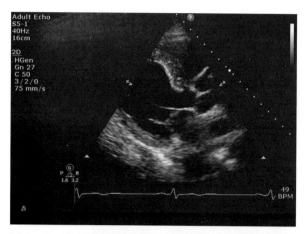

图 2-37　胸骨旁长轴切面显示室间隔有大范围急性局部室壁运动异常——运动消失。厚而无运动的心肌提示急性发作，而室间隔和后壁之间的明显差异表明可能是冠状动脉疾病引起的，而非心肌炎等引起整体收缩功能受损的疾病

©Oxford University Hospitals NHS Foundation Trust 2016，获批准使用

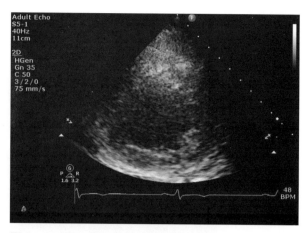

图 2-38　同一患者胸骨旁短轴乳头肌水平切面。除外运动消失的下壁和室间隔心肌，其余节段收缩功能尚可。另外，心肌外观正常，提示急性梗死，而不是慢性心肌梗死

©Oxford University Hospitals NHS Foundation Trust 2016，获批准使用

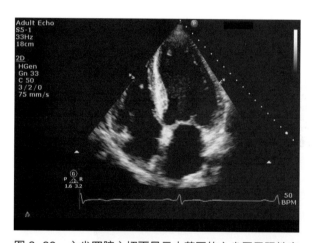

图 2-39　心尖四腔心切面显示大范围的心尖区局限性室壁运动异常，而侧壁收缩功能得以保留。心尖部梗死对射血分数的总体影响在此切面中显示良好，并且作为急性心肌梗死的一种亚急性并发症，心尖血栓形成风险高

©Oxford University Hospitals NHS Foundation Trust 2016，获批准使用

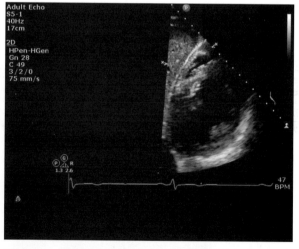

图 2-40　剑突下短轴切面。同一患者的剑突下切面，由长轴切面逆时针旋转探头获得。在紧急情况下通常有用，该窗口使得操作者能够在患者仰卧时获得良好的剑突下切面，同时还可以使用右心和下腔静脉评估容量状态

©Oxford University Hospitals NHS Foundation Trust 2016，获批准使用

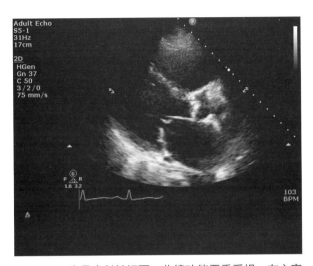

图 2-41　胸骨旁长轴切面，收缩功能严重受损。左心室心肌变薄、钙化，提示更加明确的病程进展

©Oxford University Hospitals NHS Foundation Trust 2016，获批准使用

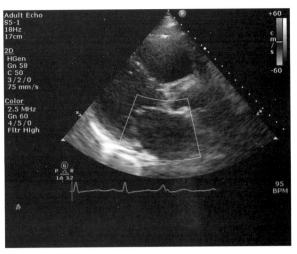

图 2-42　胸骨旁长轴切面显示左心室已有的局部室壁运动异常的并发症。二尖瓣功能障碍可以作为左心室功能障碍的慢性后果，这可能是由于二尖瓣后叶功能障碍或左心室扩张导致的收缩期瓣尖闭合不良

©Oxford University Hospitals NHS Foundation Trust 2016，获批准使用

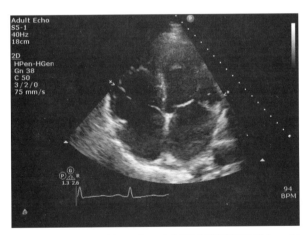

图 2-43　心尖四腔切面显示室间隔变薄且运动消失，提示长期的梗死。右心室也出现扩张和受损，并且双房扩张提示长期存在的心房高压，这可能是由于舒张功能障碍或半月瓣反流所致

©Oxford University Hospitals NHS Foundation Trust 2016，获批准使用

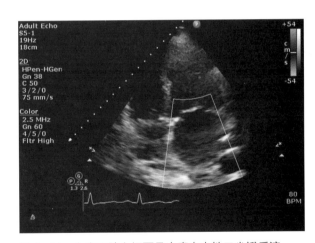

图 2-44　心尖四腔心切面见中度中央性二尖瓣反流

©Oxford University Hospitals NHS Foundation Trust 2016，获批准使用

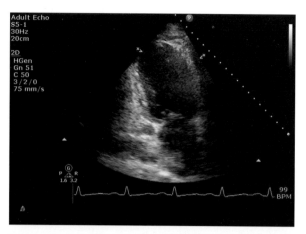

图 2-45　心尖两腔心切面显示下壁大范围的慢性局部室壁运动异常，伴有心肌钙化和萎缩变薄

©Oxford University Hospitals NHS Foundation Trust 2016，获批准使用

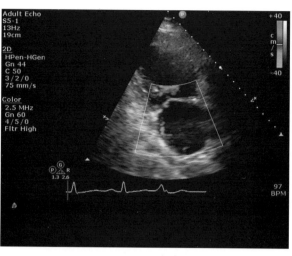

图 2-46　心尖两腔心切面，应用彩色－血流多普勒显示中度中央性二尖瓣反流束

©Oxford University Hospitals NHS Foundation Trust 2016，获批准使用

五、超声心动图对急性心肌梗死并发症的发现和处理

实践要点

当评估可能由亚急性冠状动脉原因导致的休克患者时，应优先考虑超声心动图检查的以下几方面。

1. 鉴别和量化局部室壁运动异常及其病程。

2. 评估左心室整体功能。

3. 识别心室并发症，如室间隔穿孔和左心室室壁瘤。

4. 鉴别二尖瓣装置的结构与功能异常。

5. 评估右心功能和解剖结构。

6. 排除心包炎症。

（一）伴随收缩期杂音的缺血性心肌病并发症

1. **缺血性二尖瓣反流**　左心室下侧壁或下壁区域的心肌梗死可导致二尖瓣后叶（pMVL）进行性功能障碍。钙化和 pMVL 支持装置的挛缩常常导致继发瓣膜功能障碍。前叶与挛缩的 pMVL 不能完全对合，导致瓣叶关闭不全，MR 指向二尖瓣前叶下方（aMVL）。这本身很少成为急性休克的原因。图 2-47 至图 2-54 中可见 pMVL 功能障碍，发生继发二尖瓣反流。这一系列图像显示了基底部下壁区域的慢性缺血和梗死，而后出现继发性二尖瓣功能障碍。心尖两腔切面清晰显示基底部心肌钙化和室壁瘤形成。彩色血流多普勒显示两束会聚性的中度 MR。pMVL 在瓣叶基底部钙化，并且在 PLAX 切面显示活动受限，而由于既往的缺血性变化心尖四腔心切面清楚显示出 pMVL 的挛缩。

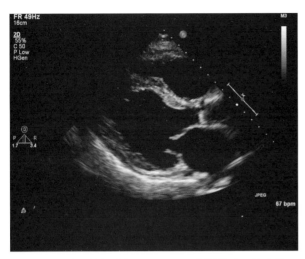

图 2-47　胸骨旁长轴切面，显示二尖瓣前叶开放良好，但后叶挛缩且相对固定

©Oxford University Hospitals NHS Foundation Trust 2016，获批准使用

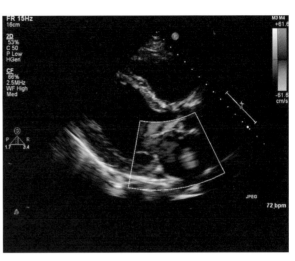

图 2-48　胸骨旁长轴切面，彩色多普勒显示二尖瓣处大量的反流束

©Oxford University Hospitals NHS Foundation Trust 2016，获批准使用

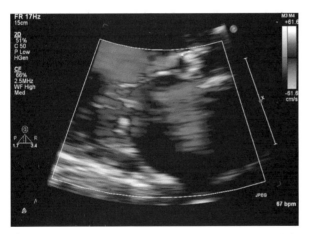

图 2-49　放大胸骨旁长轴切面，进一步展示二尖瓣反流

©Oxford University Hospitals NHS Foundation Trust 2016，获批准使用

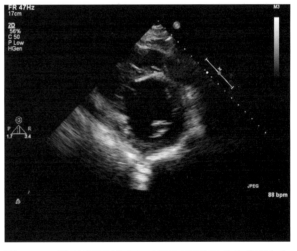

图 2-50　胸骨旁短轴切面，显示冠状动脉介入术后左心室径向功能保留

©Oxford University Hospitals NHS Foundation Trust 2016，获批准使用

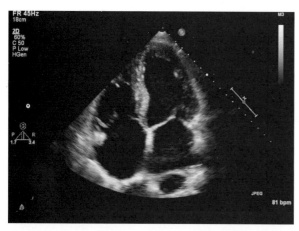

图 2-51　心尖四腔切面，显示二尖瓣后叶挛缩、僵硬

©Oxford University Hospitals NHS Foundation Trust 2016，获批准使用

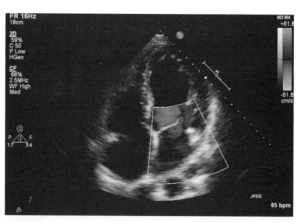

图 2-52　心尖四腔心切面，彩色血流成像进一步证实二尖瓣反流

©Oxford University Hospitals NHS Foundation Trust 2016，获批准使用

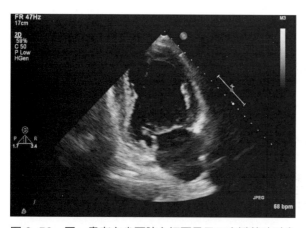

图 2-53　同一患者心尖两腔心切面显示二尖瓣前叶对合错位

©Oxford University Hospitals NHS Foundation Trust 2016，获批准使用

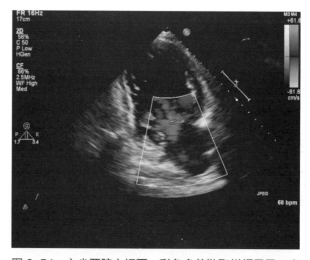

图 2-54　心尖两腔心切面，彩色多普勒取样框置于二尖瓣口，完成二尖瓣的评估。心房扩张提示慢性病程而非急性

©Oxford University Hospitals NHS Foundation Trust 2016，获批准使用

　　2. 乳头肌或腱索断裂　如图 2-55 所示，二尖瓣的瓣膜下结构由下间隔和前外侧乳头肌固定。然后通过腱索将乳头肌连接二尖瓣叶到下端。

　　瓣下装置用于防止心室收缩期间二尖瓣脱垂进入心房。理论上，下间隔肌肉接受右冠状动脉血液供应，前外侧乳头肌接受回旋支血液供应。乳头肌急性动脉供应中断可导致瓣下结构断裂或功能障碍，随后由于二尖瓣瓣叶连枷样运动或脱垂而导致急性左心室衰竭。在图 2-56 ～图 2-60 中可以看到连枷样 pMVL。急性腱索断裂也可能出现类似的休克状态，但是通常情况没有这么严重。在 PLAX 切面连枷样 pMVL 可清楚显示，其瓣尖收缩期脱入左心房，伴有在 PLAX 和心尖四腔切面彩色多普勒图像上显示的朝向前叶的重度 MR。心房轻度扩大，提示这是二尖瓣瓣下装置受损后的急性并发症。收缩期心室功能呈现高动力性；然而，对此解释时须考虑到收缩期间大量血流逆向反流至的心房，掩盖了收缩功能障碍的可能性。

乳头肌断裂患者表现为同时存在休克与急性肺水肿，水肿极其严重。极度剧烈的 MR 引起 LVEDP 突然升高，而右心室来不及适应。

超声心动图可显示，受损的二尖瓣叶尖会超过二尖瓣环水平，而彩色血流多普勒将显示出背向脱垂瓣叶的 MR 血流束。流束通常是偏心的，需要通过多个切面来准确量化其严重程度。胸骨旁短轴基底水平切面有助于识别脱垂的准确位置，并有助于手术方案的制定。治疗为立即插管以减少呼吸做功，并提供呼气末正压通气（PEEP）以对抗升高的 LVEDP。由于这种机制引起的心源性休克的死亡率超过 70%。决定性治疗需要快速识别和手术干预。

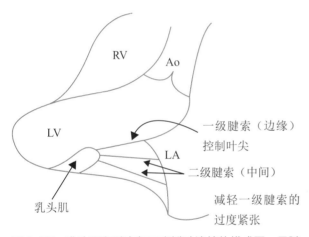

图 2-55　乳头肌和腱索与二尖瓣叶连接的模式图，示腱索从乳头肌桥接，至瓣膜心室面的相关位置插入

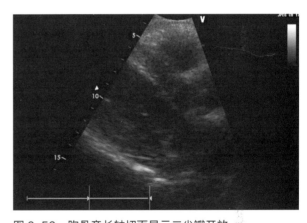

图 2-56　胸骨旁长轴切面显示二尖瓣开放
©Oxford University Hospitals NHS Foundation Trust 2016，获批准使用

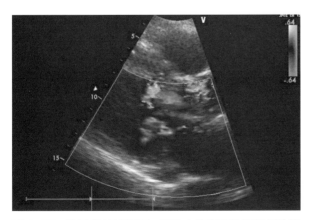

图 2-57　胸骨旁长轴切面，彩色血流多普勒取样框放置二尖瓣口，显示二尖瓣反流
©Oxford University Hospitals NHS Foundation Trust 2016，获批准使用

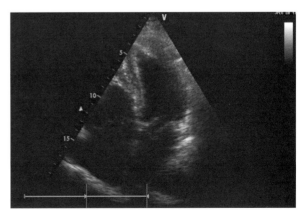

图 2-58　心尖四腔心切面显示二尖瓣瓣下结构破坏后，二尖瓣前叶脱垂进入左心房内
© Oxford University Hospitals NHS Foundation Trust 2016，获批准使用

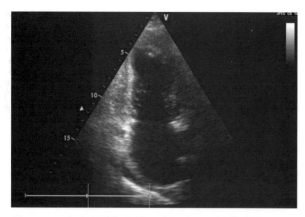

图2-59　心尖两腔切面进一步证实二尖瓣前叶脱垂进入左心房

©Oxford University Hospitals NHS Foundation Trust 2016，获批准使用

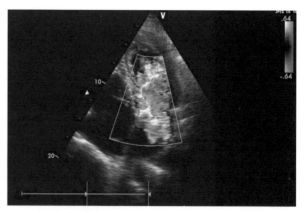

图2-60　彩色血流通过二尖瓣，进一步证实急性二尖瓣反流入左心房

©Oxford University Hospitals NHS Foundation Trust 2016，获批准使用

3. **左心室扩张和功能性二尖瓣关闭不全**　当既往无心肌梗死或其他心脏合并症病史（如缺血性或酒精性心肌病）时，这是急性心肌梗死（MI）收缩期杂音的较少见原因。LV 的扩张将二尖瓣尖逐渐拉开，直到它们在心室收缩期再也闭合不上。这将导致不同严重程度的中心性 MR。为了使本诊断成立，二尖瓣瓣膜结构应该是正常的，且在左心室舒张期内径应超过正常范围。

4. **急性室间隔穿孔**　影响室间隔的心肌梗死可导致广泛坏死，以至于室壁结构的完整性受损。这种心肌缺血的并发症通常发生在梗死后第3天。坏死区域使两个心室相连通，由于室间压力梯度的存在，通常出现左向右分流。室间隔大致分为两个区域，称为膜部和肌部。室间隔膜部邻近室间隔基底区并组成 LVOT 的一部分。室间隔肌部构成剩余的室间隔壁。缺血性室间隔穿孔常见于室间隔肌部，通常是多个且可以很小。更常见于前壁梗死后（60%）；然而，它是后下壁心肌梗死公认的一个并发症，还可伴有二尖瓣功能障碍。室间隔穿孔可于胸骨旁短轴切面或心尖四腔切面观察，使用彩色血流多普勒技术明确左向右分流。稳妥的方法是在短轴切面上，将彩色取样框置于越过室间隔的位置，沿心室长轴逐渐扫查至心尖（心尖部的室间隔穿孔容易漏诊）。剑突下切面也非常有助于探查室间隔穿孔。穿孔后会出现 RV 扩张和相应的三尖瓣反流（TR）可伴有显著的血流动力学分流，应仔细检查。

（二）室壁瘤

心肌梗死后，约5%的患者出现室壁瘤，预后不良。根据它们的结构特点，左心室室壁瘤被分为真性和假性室壁瘤。

（1）真性室壁瘤通常位于前壁内（80%），朝向心尖。颈部宽，瘤壁由整层心肌构成。

（2）假性室壁瘤通常位于下壁和下侧壁区域，颈部狭窄。假性的室壁瘤实际上是由左心室壁全层坏死破裂后，血液流入心包内的局限性区域包裹形成的。往往在心肌梗死后3d内假性室壁瘤破裂，发生心脏压塞和猝死。

为了区分它们，彩色血流成像显示在真正室壁瘤内呈现无血流或涡流的模式，而假性室壁瘤在 LV 收缩时，可见明亮的血流信号穿梭于左心室与假性室壁瘤之间。心脏室壁瘤的形成原因可能是缺血性的。然而，鉴别诊断包括心脏结节病、南美锥虫病和先天性原因等。图 2-61 显示了真假性室壁瘤之间的鉴别要点。

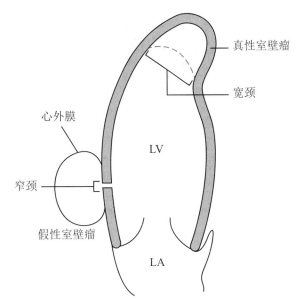

图 2-61　真假性室壁瘤的鉴别要点

(三) 血栓

无运动的炎症区域心肌易产生血栓，血栓形成是广为人知的受损区域内 MI 亚急性并发症。血栓的典型超声心动图特征是覆盖于无运动心脏节段上的高回声结构。典型的表现还有心内膜与血凝块之间有明显的分界线。应用造影剂可有助于发现潜在的血凝块。与任何潜在的心内肿块一样，需通过多个切面观察血栓及对血栓的相对活动性进行测量和分级来证实其存在。图 2-62 所示的动态图像显示了一个典型的心尖血栓，其具有高回声、分界线和与室壁收缩一致的活动性，覆盖在大面积运动异常的室壁上。心尖四腔切面示心尖大范围局部室壁运动异常，伴有心室内血栓。提示有血栓的特征包括：邻近区域局部室壁运动异常，分界线和左心室腔内的高回声。虽然这种血栓看起来相对固定，但必须将其活动性纳入评估。怀疑血栓时，可通过超声造影来明确。

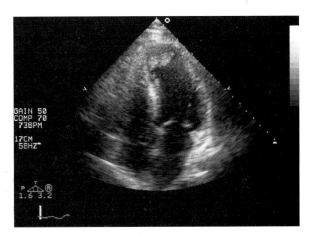

图 2-62　心尖四腔心切面显示位于左心室心尖部的固定肿块回声

左心室心尖局部功能受损使得该处容易形成血栓

©Oxford University Hospitals NHS Foundation Trust 2016，获批准使用

(四) Takotsubo 心肌病

Takotsubo 心肌病是一种罕见的且以局部室壁运动异常为特征的疾病，其在病因学上是非缺血性的。"Takotsubo"这个称呼的起源与疾病中 LV 形状有关，与日本使用的章鱼篓相似。

关于 Takotsubo 心肌病 LV 的典型表现是基底部径向功能正常，伴有心尖节段的扩张和功能受损，乳头肌水平节段的变化多样。这种心尖部气球样变的病因学未知，但可能代表肾上腺素能受体的快速耐受，其在整个心肌中分布不均匀。这种心肌病见于大量肾上腺素激增后，如继发于蛛网膜下腔出血，最常见于绝经后妇女。这类患者的血管造影结果正常。有时存在变异，即"反Takotsubo"，即基底阶段受损，而保存心尖功能。治疗为支持性，重点在于充分恢复心排血量（但并非恢复至正常）。采取的措施包括：使用正性肌力药物和考虑支持设备，如球囊泵或辅助装置等。院内死亡率低，但在男性中显著增高，若临床合并其他危重症的情况下，如脓毒症或急性肾损伤，死亡率也将增高。

（五）Dressler 综合征

也称心肌梗死后综合征，包括如下。

（1）低热。

（2）胸膜炎性胸痛。

（3）心包积液相关表现。

心肌梗死后 2～10 周，5%～10% 的患者可出现与心包积液有关的特征。一般认为源于梗死心肌自身抗原表达，评估可疑 Dressler 综合征的超声心动图关键是任何心包积液的存在和后果。心脏压塞虽然罕见，但仍可能会发生，记录其是否存在的确凿证据至关重要。

图 2-63 可用于全面评估可能患有缺血性心脏病并发症的休克患者。

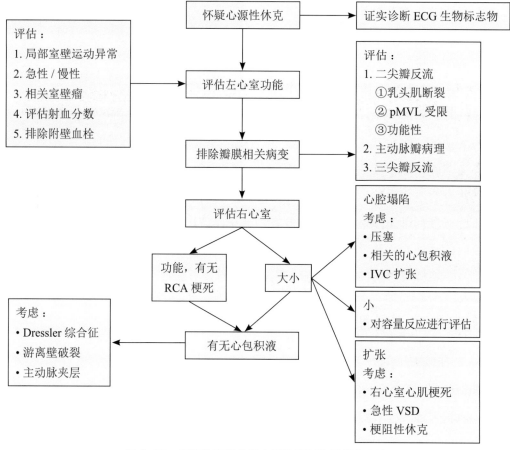

图 2-63　明确休克并推定心源性原因的系统化方法

病例分析

拨动心弦——机械瓣膜故障后急性心力衰竭

　　73 岁，男性，院外心脏骤停后急诊被送入 ICU。他在试图联系医生之前，在家中已有几天感觉不适。他的病史包括高血压、糖尿病和稳定型心绞痛。入科时室颤，在短时间内经过除颤和高级生命支持后纠正。复苏室内的心电图结果显示明显的下壁和前壁改变。于是进行了急诊冠状动脉造影，其中一些近端血流中度梗阻通过置入支架进行治疗。手术后被转移到 ICU，插管通气，以方便温度控制管理和优化心脏骤停后综合征的治疗。10d 后，患者的心脏支持和镇静药成功去除，仅需要最小限度的呼吸支持，尝试拔管试验。

　　拔管后，尽管有高流量氧气和物理治疗，但血氧饱和度迅速下降。在 2h 内重新插管，并需要高水平的 PEEP 以保证足够的氧合。12h 后，呼吸支持需求迅速下降，需要行超声心动图评估左心室功能并确定肺水肿的可能原因。

　　与心脏科讨论后，缓慢脱离正压通气，同时心衰通过药物支持优化心功能，然后拔管换为无创通气（NIV）。尽管进行了最大程度的心力衰竭治疗，但患者仍无法从正压通气中脱机，因此行手术完成 aMVL 的修复（图 2-64 至图 2-68）。胸骨旁长轴切面显示 aMVL 呈连枷样活动，并伴有严重的 MR。血管造影后，心肌的收缩功能是正常的，在任何动态图中都没有明显的局部室壁运动异常。

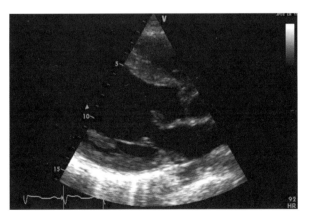

图 2-64　aMVL 异常高动力运动，在心室收缩期叶尖脱垂入左心房。左心室收缩功能是正常的，但对此解释时一定要把可能并存的严重二尖瓣反流情况考虑在内

©Oxford University Hospitals NHS Foundation Trust 2016，获批准使用

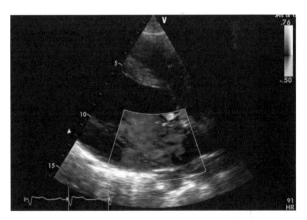

图 2-65　在胸骨旁长轴切面上使用彩色血流多普勒显示二尖瓣前叶脱垂产生的严重二尖瓣反流。在同一循环的彩色血流窗口的顶部显示合并一小束主动脉反流信号

©Oxford University Hospitals NHS Foundation Trust 2016，获批准使用

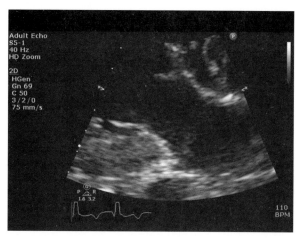

图 2-66 同一患者的心尖四腔切面图像，显示二尖瓣前叶在心房和心室收缩中的异常活动。在心房收缩期间，显示二尖瓣前叶叶尖在左心室内连枷样运动，而在心室收缩期间，显示叶尖脱垂至在心房腔内。 右心室的大小和功能是正常的，左心房大小相对正常，提示病因为急性而非慢性

©Oxford University Hospitals NHS Foundation Trust 2016，获批准使用

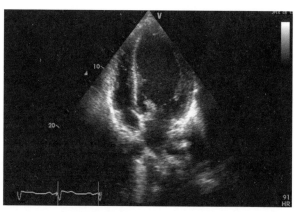

图 2-67 这张图像清楚地显示了二尖瓣前叶的 A2 扇区在其与 P3（左侧）和 P1（右侧，邻近左心耳）的结合点处脱垂到左心房中。同样，相对正常大小的左心房提示急性病理改变，尤其是考虑到二尖瓣反流的严重程度时

©Oxford University Hospitals NHS Foundation Trust 2016，获批准使用

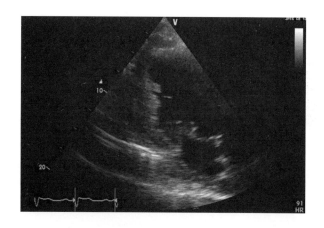

图 2-68 手术当天放大的胸骨旁长轴图像，进一步证明二尖瓣前叶完全脱入左心房

©Oxford University Hospitals NHS Foundation Trust 2016，获批准使用

◆ 自测题

1. 评估左心室收缩功能时，以下指标与负荷条件无关的是

    A．Simpson 射血分数

    B．目测观察

    C．Tei 指数

    D．dP / dT

    E．缩短分数

2. 对于假室性室壁瘤的说法以下正确的是

    A．通常出现较早

    B．宽颈

    C．常见

    D．往往是致命的

    E．一般发生于心尖

3. 以下药物过量使用时可直接引起心源性休克的是

A．对乙酰氨基酚

B．维拉帕米

C．胰岛素

D．地高辛

E．丁胺苯丙酮

4．采用双平面计算射血分数的方法是

A．缩短分数

B．Simpson 法

C．面积长度方法

D．子弹法

E．MAPSE（二尖瓣环位移）

5．在以下情况时，优先考虑急性心肌缺血的是

A．运动减退的钙化的心肌区域

B．左心房不大，伴有二尖瓣叶的连枷样运动

C．真性心尖动脉瘤

D．房间隔缺损

E．心包积液

自测题答案，参见书末附录。

（翻译　张　梅，审校　刘莹莹）

参考文献

［1］Bergenzaun L, Gudmundsson P, Öhlin H, et al. Assessing left ventricular systolic function in shock: evaluation of echocardiographic parameters in intensive care. Crit Care 2011; 15: R200.

［2］Leeson P, Mitchell ARJ, Becher H. Echocardiography (Oxford Specialist Handbook in Cardiology). Oxford University Press, Oxford, 2007.

［3］Newton J, Sabharwal N, Myerson SG, Westaby S, Prendergast B. Valvular Heart Disease (Oxford Specialist Handbooks in Cardiology). Oxford University Press, Oxford, 2011.

［4］Otto CM. Textbook of Clinical Echocardiography, fifth edition. Elsevier Saunders, Philadelphia, 2013.

［5］Repessé X, Charron C, Vieillard-Baron A. Evaluation of left ventricular systolic function revisited in septic shock. Crit Care 2013; 17: 164.

［6］Vieillard-Baron A. Septic cardiomyopathy. Ann Intensive Care 2011; 1: 6.

第 3 章

急危重症患者心脏舒张功能不全的解读

Interpretation and implication of diastolic dysfunction in critically ill patients

一、舒张功能——心脏功能的"另一半"

20 世纪 60 年代 Maclean 描述了一组感染性休克伴低心排血量患者。此后,临床对急危重症患者的心脏收缩功能不全格外关注。但是,心脏舒张功能不全在急危重症患者中十分普遍,这可能是之前就存在的不为临床充分认知的一种病理状态,也可能是急危重症疾病的一种结果。

目前临床对急危重症患者心脏舒张功能不全的研究相对较少。在急诊科,超过一半的心源性肺水肿患者的心脏收缩功能正常,但是其合并存在的舒张功能异常是急危重症患者死亡率的独立预测因素,并且对诊断和临床决策优化具有重要影响。

二、舒张和心动周期

Leonardo Da Vinci 最早将心脏舒张描述为:"心房或充盈腔收缩的同时,心室或泵腔同步舒张"。在 1 个心动周期中,左心室需要呈现两种不同状态以实现两种不同功能。舒张期,心室壁变得柔顺以利于在较低的左心房压力下充盈左心室;收缩期,心室壁变得僵硬以克服动脉高压并泵出血液(图 3-1)。从心脏力学上看,心室舒张始于主动脉瓣关闭。生理学上将左心室舒张划分为 4 个阶段,这一过程发生在心室肌失去收缩力,工作心肌细胞恢复到无应力的初始长度状态。这 4 个阶段均伴随着左心房和左心室的心腔内压力的动态变化(图 3-2)。

(1)第 1 阶段:等容舒张期。这一阶段为能量依赖性,发生在二尖瓣开放之前。需要消耗三磷腺苷以释放肌动蛋白 - 肌球蛋白横桥。在这一阶段末,左心室腔内压降至最低点。

(2)第 2 阶段:充盈早期。这一阶段约完成 80% 的心室充盈量。低的左心室腔内压有利于左心房内血液流入左心室腔内。

(3)第 3 阶段:舒张静息期。这一阶段左心房和左心室的腔内压力相等,在心率较快时非常短暂或消失。

(4)第 4 阶段:心房收缩期。这一阶段心房收缩,能完成 10% ～ 20% 的心室充盈量。这一阶段在房颤时消失，缺乏心房驱血。

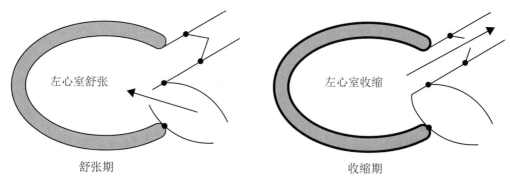

图 3-1　1 个心动周期内左心血液流动

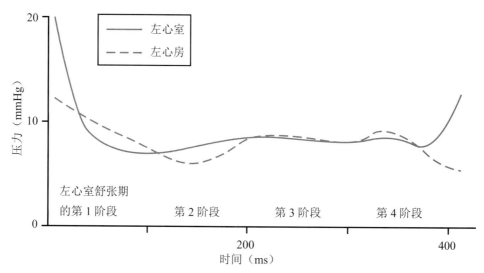

图 3-2　心动周期 4 个阶段中左心压力的变化

三、舒张功能障碍

健康人的左心室等容舒张导致左心室腔内压降到足够低，以产生对左心房血液的抽吸效应。在静息或运动状态下，这一效应能促进左心室充盈，在获得足够的舒张末期容积的情况下，并不增加左心房的压力。

如果左心室的主动舒张和（或）被动顺应性受损，静息状态下的左心室舒张压将升高，左心房与左心室之间的压力梯度将降低，心室舒张期第 2 阶段的左心室充盈量将减少。左心房压力和容量将逐渐增高以维持左心室充盈，进而从左心室抽吸血液为主过渡到左心房驱血为主（图 3-3）。

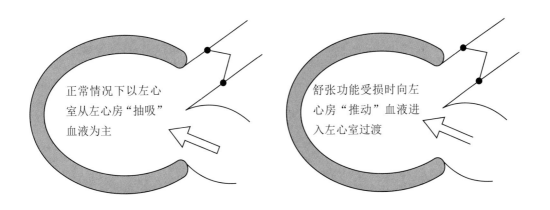

图 3-3　舒张功能受损时左心压力和血流动力学的变化

射血分数正常的心力衰竭是一种因左心室舒张功能受损而射血分数正常的临床综合征。射血分数正常的心力衰竭的症状和体征是左心充盈压增高的结果，表现为肺静脉淤血、肺水肿和肺顺应性降低。心率因交感神经活动增强而加快，舒张充盈时间相应缩短，此时射血分数正常，但每搏输出量却降低。图 3-4 显示了左心室舒张功能受损时的左心室压力 - 容积环的变化。

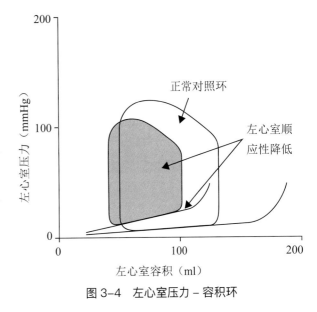

图 3-4　左心室压力 - 容积环

实践要点

（1）心室舒张与收缩是一对平等的共存功能。

（2）尽管收缩功能正常，心室舒张功能受损时还可出现肺水肿。

四、非重症患者的舒张功能评价

左心导管是评价心室舒张功能的推荐方法。通过导管尖端可以直接获取左心室舒张末期压力。右心导管获取的肺毛细血管楔压可替代左心室舒张末期压力，这一方法假定左心房与肺动脉间压力相等，肺循环系统没有病变。但危重症患者常不符合上述假定。经胸超声心动图能够在床旁无创、准确评价导致左心室舒张功能不全的原因及其严重程度。这一方法在心脏病学实践和重症监护病房已经取代了有创方法。

（一）左心室舒张功能异常的超声心动图定量征象

左心室肥厚高度提示存在一定程度的左心室舒张功能障碍。左心室肥厚导致松弛性受损，舒张早期充盈率降低。

左心房容量增加反映左心室充盈压增高已经有一段时间。没有左侧心脏瓣膜病或心房间分流的情况下，左心房容量增加反映左心室收缩或者舒张功能不全导致的左心室舒张末期压力增高。

房间隔可凸向右心房面。健康人房间隔轻微左右摆动是心房内压力周期性变化的体现。当左心房内压力增高，房间隔首先表现为动度降低；随着左心房压力的进一步增高，房间隔逐渐持久地凸向右心房。

左心室舒张功能异常患者的肺动脉压往往增高。因此，在没有原发性肺疾病的情况下，肺动脉压增高可以用于推定左心室充盈压增高。评价肺高压的常规超声心动图方法包括：在有三尖瓣反流的患者中评价右心室收缩压；在有肺动脉瓣反流的患者中测定肺动脉平均压和舒张压；测定肺动脉前向血流频谱的加速时间协助评价肺动脉压。

（二）舒张功能不全的超声心动图定量评价

1. **二尖瓣口前向血流频谱**　应用脉冲波多普勒评价二尖瓣口前向血流。图 3-5 显示了窦性心律患者的左心室舒张期充盈阶段。第 1 个波为 E 波，代表心室舒张期第 2 阶段血流经二尖瓣口进入左心室。健康人的心室充盈以这一阶段为主。第 2 个波为 A 波，代表心室舒张期第 4 阶段心房收缩驱血，在健康人中完成 10% ～ 20% 的左心室充盈量。从二尖瓣口前向血流频谱我们可以得到 E 峰速度、A 峰速度、

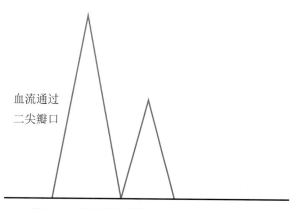

血流通过二尖瓣口

图 3-5　脉冲波多普勒二尖瓣口前向血流频谱

E/A、E 波减速时间 DT（图 3-6）。上述 4 个参数的变化可以提示左心室舒张末期压力是否增高。

在心尖四腔观，将脉冲波多普勒的取样框置于二尖瓣缘之间，取样容积宽 1 ～ 3mm。彩色多普勒可用于优化脉冲波多普勒的超声入射角和取样点。多普勒频谱的起始扫描速度设置为 20 ～ 25mm/s，以观察血流随呼吸的变化。如果没有变化，扫描速度应增加至 100mm/s。应在呼气末获取血流频谱，并采用 3 个连续心动周期的平均值。图 3-7 显示了脉冲波多普勒的取样框放置于二尖瓣口。

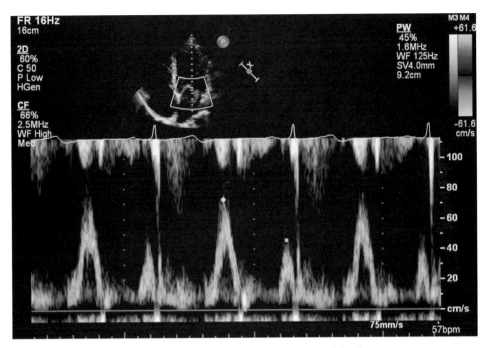

图 3-6 脉冲波多普勒二尖瓣口前向血流频谱

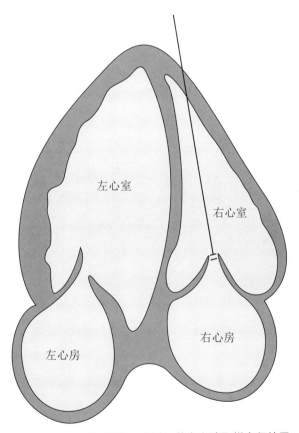

图 3-7 脉冲波多普勒二尖瓣口前向血流取样容积放置

目前指南提出了评价左心室舒张功能的4种二尖瓣口前向血流频谱形态（图3-8）。

（1）正常。

（2）左心室舒张功能障碍Ⅰ级：松弛性异常。

（3）左心室舒张功能障碍Ⅱ级：假性正常化（因左心房压力增高，二尖瓣口前向血流频谱形态恢复正常）。

（4）左心室舒张功能障碍Ⅲ级：限制性充盈。

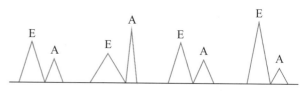

图3-8　二尖瓣口前向血流频谱的4种模式

E. 二尖瓣口前向血流频谱的第1个波，代表心室舒张期第2阶段血流经二尖瓣口进入左心室；A. 二尖瓣口前向血流频谱的第2个波，代表心室舒张期第4阶段心房收缩驱血

应用二尖瓣口前向血流频谱并不能全面评价左心室舒张功能，如正常与假性正常化的血流频谱形态难以区分、心房纤颤患者没有A波。因此，需要增加肺静脉血流模式和二尖瓣环运动的组织多普勒评价。

2. 肺静脉血流

（1）S波代表心室收缩期肺静脉内血流向左心房内流动。

（2）D波代表心室舒张期第2阶段肺静脉内血流向左心房内流动。

（3）a波代表心房收缩，左心房内血流反流入肺静脉。

图3-9显示正常人肺静脉的3个波，从这种血流频谱我们可以测定如下。

（1）S/D：正常人以心室收缩期S波为主。当左心室充盈压增高时，S波变小，D波变得显著。

（2）通常a波峰值较低，在左心室舒张末期压力增高时增大。

（3）通常a波持续时间较短，在左心室舒张末期压力增高时延长。

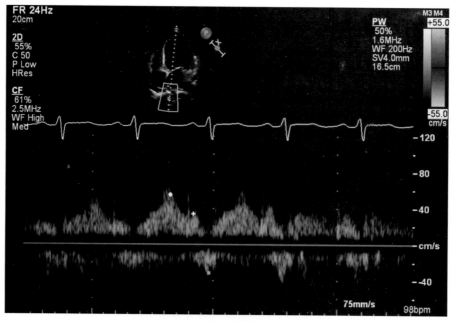

图3-9　脉冲波多普勒肺静脉血流频谱

图 3-10 显示了肺静脉血流频谱形态随着左心室舒张末期压力增高的变化模式。当患者达到左心室舒张功能障碍 II 级时，肺静脉血流频谱形态可发生显著变化，因此可用于鉴别假性正常化。

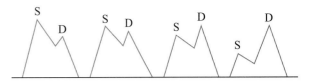

图 3-10　肺静脉血流频谱的 4 种模式
S. 肺静脉血流频谱的第 1 个波，代表心室收缩期肺静脉内血流向左心房内流动；D. 肺静脉血流频谱的第 2 个波，代表心室舒张期第 2 阶段肺静脉内血流向左心房内流动

获取肺静脉血流频谱时，在心尖四腔观将脉冲波多普勒取样容积置于肺静脉入口上方 0.5cm 之内的肺静脉内（图 3-11）。彩色多普勒用于指导取样线放置。任意肺静脉血流频谱均可用于分析，但获取右上肺静脉血流频谱比较容易。扫描速度应增加到 50 ～ 100mm/s。在呼气末获取血流频谱，如果不同心动周期的频谱形态变异较大，应使用 3 个连续心动周期的平均值。

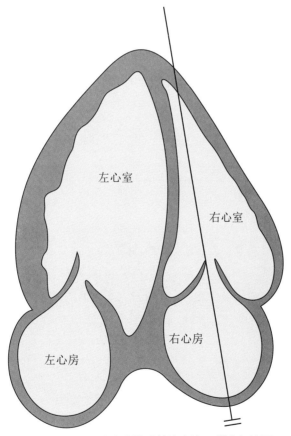

图 3-11　脉冲波多普勒肺静脉血流取样容积放置

肺静脉血流频谱的解读如下。

（1）左心室射血分数降低的患者左心房压增高与左心室收缩功能不完全相关。

（2）肺静脉血流频谱 a 波持续时间与二尖瓣口前向血流频谱 A 波持续时间的差是不依赖于患者年龄和左心室射血分数的，能够预测左心室舒张末期压力增高的独立预测因子。

实践要点

肺静脉血流频谱分析依赖于清晰的血流频谱图，同时也不宜作为孤立的左心室舒张不全指标进行过度解读。

3. 瓣环组织多普勒速度测定　除了血流的频谱多普勒，组织多普勒可用于左心室舒张不全的评价。与传统的血流多普勒不同，组织多普勒用于观察室壁的低速运动，可用于评价心室的松弛性以鉴别假性正常化，也可以用于评价心房纤颤患者的左心室舒张功能。

在心尖四腔观将脉冲波多普勒取样容积置于室间隔基底部或侧壁的二尖瓣环下方 1cm 内的室壁上（图 3-12）。速度标尺设置为 ±20cm/s 左右。扫描速度应增加至 50 ～ 100mm/s。在呼气末获取频谱，记录 3 个连续心动周期的平均值。

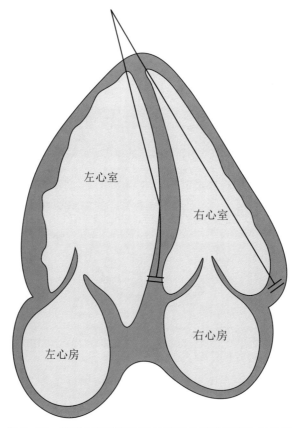

图 3-12　评价二尖瓣环运动的组织多普勒取样容积放置

组织多普勒将红细胞的高速运动信号过滤掉，显示房室瓣环的低速运动信号。图 3-13 显示了二尖瓣环的典型组织多普勒频谱波形。

（1）二尖瓣环的舒张早期速度 e' 代表心室松弛性。

（2）可以把 e' 波看作二尖瓣口前向血流频谱 E 波的镜像。e' 波比 E 波早出现 20ms，是 E 波出现时心室抽吸血液的基础。当舒张功能不全时，e' 波与 E 波同时出现，甚至晚于 E 波出现，提示心室充盈变得更加被动。

（3）研究显示 e' 是不依赖于负荷的左心室松弛性指标。

（4）在临床实践中应获取清晰的组织多普勒频谱，采用间隔与侧壁瓣环速度的平均值。

（5）当左心室舒张末期压力增高时，e' 波持续时间缩短。

（6）二尖瓣环的舒张晚期速度 a' 代表与心房收缩相关的心肌运动速度。

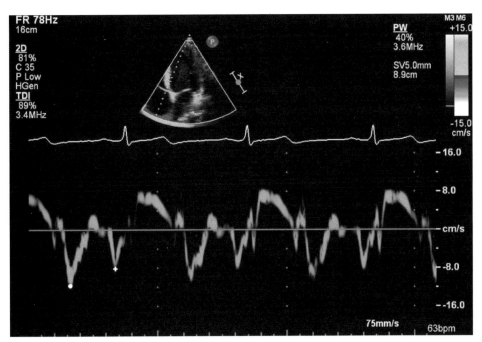

图 3-13　二尖瓣环的组织多普勒频谱

图 3-14 显示随着舒张功能损害程度的加重，e' 逐渐减小。

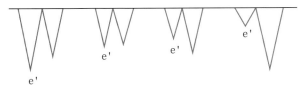

图 3-14　二尖瓣环运动的组织多普勒频谱

e'. 舒张早期二尖瓣环向心底方向运动形成的波，代表心室松弛性

实践要点

（1）e' 是反映心室松弛性的非负荷依赖性指标。

（2）计算 E/e'。当 E/e' < 8，提示左心室充盈压正常；E/e' > 13，左心室充盈压增高；当 E/e' 介于 8 ~ 13 时，应使用尽可能多的定性和定量指标协助评价心室舒张功能。

4. 多参数联合评价舒张功能　图 3-15 显示了联合多种参数评价的舒张功能。

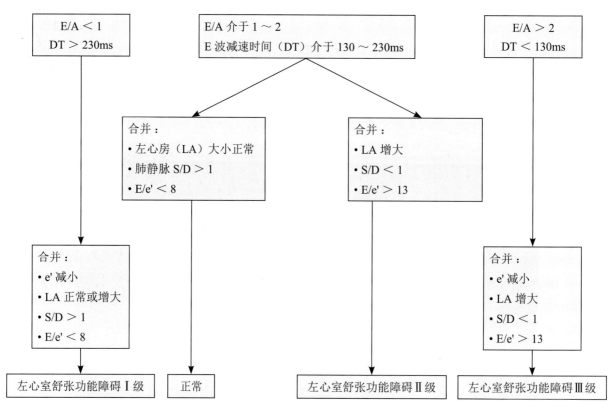

图 3-15　左心室舒张功能评价

五、重症患者的舒张功能

　　门诊患者的舒张功能参数能反映液体平衡、负载情况和后负荷等情况，增高的左心室充盈压可以反映受损的左心室舒张功能，是病变进展的结果。相比之下，重症患者处于生理学不稳定状态，舒张功能参数仅能反映当时的负载情况和后负荷等情况，受潜在病理、液体平衡、器官支持和药物等的影响。

　　在稳定的生理学状态下，我们需要回答如何将舒张功能数据特化为一个全面的参数。对于重症患者的舒张功能评价，我们需要回答两个不同的生理学问题：①心肌目前的松弛性如何？需要针对耗能主动松弛性的测定。②评价当时的左心室充盈压，需要对左心室舒张末期压力进行实时定量。

> **实践要点**
> 　　（1）在重症患者的生理学状态下，左心室舒张能力和左心室充盈压不直接相关，因此，需要对两者进行单独分析，以评价舒张功能。
> 　　（2）重症患者舒张功能的确定应在患者痊愈 6～8 周后，于稳定的生理学状态下获取舒张功能数据进行评价。

（一）左心室松弛性

已经证实组织多普勒评价左心室松弛性相对无前后负荷依赖性，特别是侧壁瓣环参数。二尖瓣间隔处瓣环、侧壁瓣环的正常舒张早期速度 e' 分别 ≥ 8cm/s 和 ≥ 10cm/s，两者平均 ≥ 9cm/s。测值低于上述参考值提示左心室松弛性受损。

（二）左心室充盈压

联合右心导管的多普勒研究证实，E/e' 能够反映重症疾病患者的左心室充盈压。肺毛细血管楔压通常情况下相当于左心室舒张末期压力。当 E/e' ＜ 8 时，提示左心室舒张末期压力正常；E/e' ＞ 13 时，提示左心室舒张末期压力增高；当 E/e' 介于 8 ～ 13 时，应使用辅助指标协助评价（图 3-16）。超声心动图评价左心室舒张末期压力在监护病房中的应用非常重要，比如可以提示不明原因低氧血症是否为肺水肿导致并能帮助确定原因。

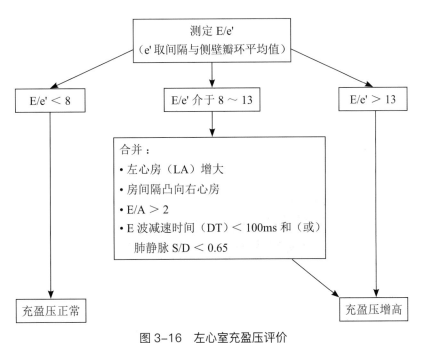

图 3-16 左心室充盈压评价

病例分析

这位重症监护病房的低氧血症患者能否受益于利尿药治疗

患者，男性，62 岁。因支气管肺炎导致严重的脓毒症转入重症监护病房。既往有高血压和适度吸烟史。之前在急诊部行气管插管、静脉补液和输注抗生素复苏。进入重症监护病房 6d 后患者的气体交换仍较差，床旁胸部 X 线片检查见图 3-17。

他在重症监护病房期间的体液平衡量为 ＋6L。需要鉴别是肺炎未好转还是肺间质水肿。

床旁经胸超声心动图提示左、右心室大小和功能正常，三尖瓣轻度关闭不全。左心室充盈压评估见图 3-18。

E/e' 为 11，结合左心房容量 97ml（重度扩大）、房间隔凸向右心房（图 3-19），得出左心室舒张末期压力增高的诊断。给予呋塞米，随访 24h 的体液平衡量为－2.5L，气体交换显著改善。

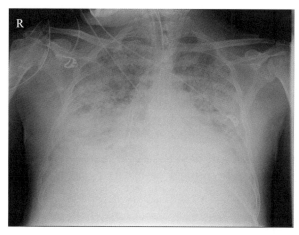

图 3-17　胸部 X 线片

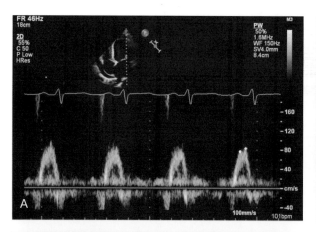

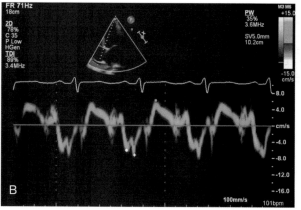

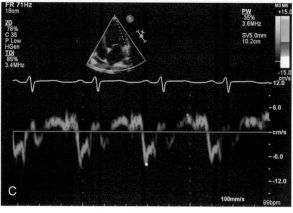

图 3-18　多普勒超声心动图评价左心室充盈压

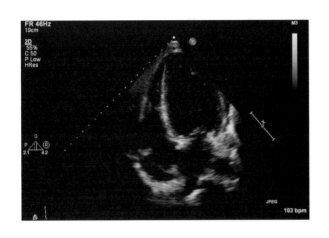

图 3-19　超声心动图显示房间隔凸向右心房
© Oxford University Hospitals NHS Foundation Trust 2016,
获批准使用

六、重症疾病患者左心室舒张功能障碍的原因

与治疗决策相关的两类患者如下。

（1）前期存在左心室舒张功能障碍。

（2）新发现的左心室舒张功能障碍。

实践要点

新发现的左心室舒张功能障碍应在重症患者痊愈 6～8 周后，在稳定的生理学状态下进行再评价确定。

表 3-1 显示重症疾病患者左心室舒张功能障碍的风险因素，可以协助确定高风险患者。

表 3-1　重症疾病患者患病期间导致左心室松弛性受损的风险因素

前期存在	评　价
年龄	随着年龄增长风险增加
性别	女性风险大于男性
高血压	导致左心室肥厚
糖尿病	导致左心室肥厚和纤维化
慢性肾病	多种因素：缺血性心脏病、糖尿病、淀粉样变心肌纤维化等
心脏瓣膜病	导致左心室肥厚
缺血性心脏病	心肌松弛性速率减慢，可扩张性降低
肥胖	是合并左心室舒张功能障碍的独立风险因素
心肌或心包异常	如肥厚型心肌病、心肌浸润性病变、心包疾病

（续 表）

前期存在	评 价
急症	
脓毒症	可能与收缩蛋白硝化有关，导致左心室松弛性受损，顺应性降低
低氧血症/酸中毒	可能与蛋白质控制舒张期细胞质钙转运有关
急性肾损伤	代谢紊乱
心肌缺血	重症疾病患者舒张功能障碍的主要原因，导致左心室松弛性损伤，继发于交感神经活动增强、寒战、贫血、低血容量和低氧血症等
治疗	
机械通气	正压通气增加心内压，阻碍左心室充盈 呼气末正压通气降低左心室顺应性
镇静	异丙酚和氯胺酮与左心室松弛性受损、顺应性降低有关
强心/缩血管药物	肾上腺素增强左心室松弛性 去甲肾上腺素减弱左心室松弛性 多巴酚丁胺、依诺昔酮、左西孟旦改善左心室松弛性和顺应性
停药	β受体阻滞药导致心动过速，舒张充盈时间变短
生理学	
血流动力学变化	交感紧张、前负荷、后负荷
心腔外部压力增高	腹压增大、胸腔积液、心包积液、高强度呼气末正压通气

七、重症疾病患者左心室舒张功能障碍的发病率和相关致死率

在英国，0.6%～0.9%的人口和13%的75岁以上男性受心力衰竭影响。心力衰竭患者中近1/3表现为正常或接近正常的射血分数。1年和5年随访期研究发现，显著的舒张性心力衰竭与收缩性心力衰竭一样，有非常相似的致死率。

近期针对脓毒症的研究显示，有超过2/3的患者收缩功能受损。在脓毒症患者中舒张功能受损情况及其致死率尚不明确。最近的一篇系统综述确定了19项研究应用组织多普勒评价成年重症患者的左心室舒张功能，他们报道舒张功能受损的概率为20%～92%。其中10项研究发现舒张功能受损与死亡率相关，3项研究发现舒张功能受损是死亡的独立预测因子（表3-2）。

表 3-2　舒张功能障碍与死亡率的关系

研究对象	病例数	与死亡率的关系
常规重症监护病房患者	58	合并左心室舒张功能障碍的患者院内生存率降低（37% vs 83%，$P = 0.001$） Cox 回归分析提示左心室舒张功能是有统计学意义的院内死亡单变量预测因子
常规重症监护病房患者	94	生存患者与死亡患者在病房第 28 天的舒张功能参数 e' 差异无统计学意义（8.7 ± 2.7cm/s vs 9.1 ± 3.5cm/s，$P = 0.58$）
SIRS 和休克	49	生存患者与死亡患者在 1 年期随访的室间隔侧二尖瓣环 e' 差异无统计学意义，8.4（7.5 ~ 10.8）cm/s vs 7.9（6.3 ~ 9.6）cm/s
感染性休克	35	生存患者与死亡患者在出院时的舒张功能参数 e' 差异无统计学意义，11.4（9.1 ~ 16.0）cm/s vs 12（11.1 ~ 13.4）cm/s
严重脓毒症和感染性休克	45	生存患者与死亡患者在出院时的舒张功能参数 e' 差异有统计学意义（13.2 ± 4.7cm/s vs 10.1 ± 3.7 cm/s，$P = 0.03$）
严重脓毒症和感染性休克	262	生存患者与死亡患者在 2 年随访期的舒张功能参数 e' 差异有统计学意义（室间隔侧二尖瓣环 e'：9.3 ± 3.4cm/s vs 6.8 ± 2.2cm/s，$P < 0.001$；左心室侧壁二尖瓣环 e'：11.3 ± 4.1cm/s vs 9.0 ± 3.5 cm/s，$P < 0.0001$） Cox 多变量生存分析显示出院时的室间隔侧二尖瓣环 e' 是死亡的最强独立预测因子
严重脓毒症和感染性休克	106	生存患者与死亡患者在出院时的舒张功能参数 e' 差异有统计学意义（室间隔侧二尖瓣环 e'：8.6 ± 2.8cm/s vs 7.5 ± 2.2cm/s，$P = 0.038$；左心室侧壁二尖瓣环 e'：12.5 ± 3.3cm/s vs 10.4 ± 3.2cm/s，$P = 0.004$）
严重脓毒症和感染性休克	106	舒张功能障碍组与舒张功能正常组之间的生存率差异无统计学意义：30d 死亡率为 15（58%）vs16（42%），$P = 0.74$；1 年期死亡率为 26（67%）vs 21（55%），$P = 0.30$
癌症和感染性休克	45	生存患者与死亡患者在重症监护病房的舒张功能障碍发生率差异有统计学意义：6（26%）vs 12（54.5%），$P = 0.07$
癌症和感染性休克	72	生存患者与死亡患者在重症监护病房的的舒张功能参数 e' < 8 的概率差异有统计学意义：8（21.3%）vs 25（71.4%），$P < 0.001$ e' < 8 是重症监护病房内患者死亡的独立风险因素，（OR 7.7，95% CI 2.58 ~ 23.38；$P < 0.001$）

CI. 置信区间；OR. 比值比；SIRS. 全身炎症反应综合征

八、重症疾病合并左心室舒张功能障碍患者的管理

重症疾病合并左心室舒张功能障碍患者的管理具有一定挑战性。左心室舒张功能受损致充盈量下降，进而导致每搏输出量和心排血量下降。代偿性心动过速时舒张充盈期变得更短，情况变得更糟。此外，为维持左心室充盈压，左心房压力代偿性增高将导致肺淤血（图 3-20）。

左心室舒张功能障碍的生理学后果是前负荷通过精细平衡对抗增高的左心室充盈压以维持心排血量，同时导致肺水肿。管理原则包括如下。

（1）避免诱因。

（2）治疗任何潜在病因。

（3）治疗生理学后果。

（4）任何与左心室舒张功能障碍有关的急症和生理紊乱均应确定并处理，如缺氧、心肌缺血、高血压和快速心律失常等。

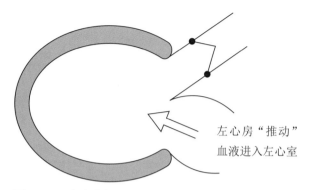

图 3-20　左心室松弛性损伤时，为维持左心室充盈压，需要更高的左心房压

（5）使重症监护病房内应用的机械通气、缩血管药物等治疗合理化，这些治疗与左心室舒张功能障碍相关。

（6）注意体液平衡。补液过多可以应用血管扩张药、利尿药或肾替代治疗，而增高的左心室充盈压患者可以应用无创通气。目前没有针对左心室舒张功能障碍的特殊治疗。

病例分析
重症监护病房的左心室松弛性受损患者

患者，女性，76 岁。因粪性腹膜炎急诊开腹手术后转入重症监护病房。针对革兰阴性脓毒症治疗 6d 后成功脱离机械通气和呼吸支持，通过肠道营养达到营养目标，在理疗团队的帮助下能进行适当运动。准备开始制订出院计划时，患者在第 9 天出现急性气短，行气管插管。窦性心律，脉搏 128/min，血压 196/112mmHg，呼吸频率 32/min。血氧饱和度通过呼吸回路维持在 98%。快速床旁体格检查未发现阳性体征，需要进一步鉴别肺栓塞和心源性病变。经胸超声心动图显示左心室中度向心性肥厚，收缩功能正常，右心和心包正常。多普勒超声提示左心室舒张末期压力增高（图 3-21）。

诊断为左心室肥厚导致左心室僵硬度增加，并合并高血压肺水肿。经静脉给予血管扩张药、吗啡，通过呼吸回路给予呼气末正压通气，15min 后成功转为低流量氧气面罩。检查医嘱发现已经停用前期的高血压药物。重新加入原高血压药物，几天后患者平安出院。

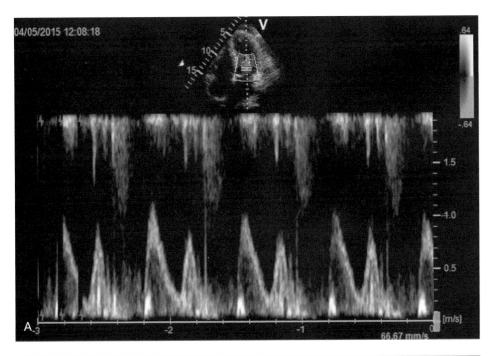

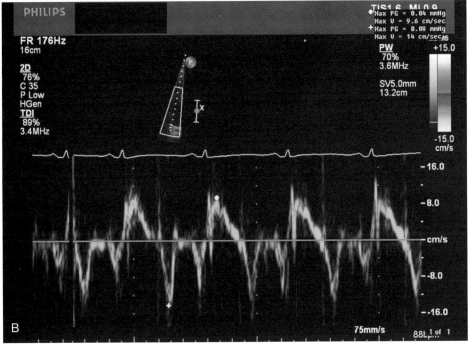

图 3-21　多普勒超声心动图提示左心室舒张末期压力增高

© Oxford University Hospitals NHS Foundation Trust 2016, 获批准使用

舒张功能与机械通气撤机

撤机失败定义为机械通气拔管后 48 ～ 72h 内再插管。拔管时机的选择需仔细斟酌，因再插管与住院时间延长、肺炎的发病率和死亡率有关。目前英国临床上的再插管率的中位数约为 15%。

拔管时机的选择的影响因素包括如下。

（1）当前的呼吸支持水平。

（2）潜在病理问题是否解决。

（3）神经功能状态。

（4）对自主呼吸试验的反应，模拟无辅助呼吸的自主呼吸负载条件。

临床医师仔细观察患者自主呼吸试验的心血管反应，以发现心动过速、高血压、低血压和肺水肿等可预测撤机失败的因素。机械通气撤机过程中自主呼吸运动的增强类似于体育锻炼。

撤出正压通气装置可对心血管系统造成以下影响。

（1）增加静脉回流。

（2）增加左心室后负荷。

（3）降低左心室顺应性。

（4）冠状动脉缺血的一个诱因。

可以通过在自主呼吸试验之前和试验进行过程中对左心室顺应性和充盈压的观察，预测因心血管系统受影响导致的撤机失败。

（1）成功撤机患者的特征

①基础状态左心室松弛性参数 e' 值更高。

②自主呼吸试验时 e' 显著增大。

（2）基础状态和自主呼吸试验时左心室充盈压均低。

（3）撤机失败患者的特征

①基础状态左心室充盈压较高，自主呼吸试验时进一步增高。

② 80% 的患者表现出左心室松弛性受损。

③即使收缩功能正常，上述影响仍然存在。

实践要点

有证据表明，在自主呼吸试验过程中第 10 分钟时的 E/e' > 14.5 预测撤机失败的敏感性为 75%，特异性为 95.8%。

◆ 自测题

1. 关于评价舒张功能，以下正确的是

    A. 仅应用定量数据

    B. 健康人与重症患者一样

    C. 对评价液体反应性有用

    D. 从重症患者提取的参数可代表其康复后的舒张功能

    E. 能帮助预测机械通气的撤机失败

2. 当评价舒张功能时，以下正确的是

    A. e' 相对无负荷依赖性

    B. E/e' 能用于评价健康人的左心室充盈压

    C. E/e' 能用于评价重症疾病患者的左心室充盈压

    D. 健康人的左心室松弛性与充盈压直接相关

    E. 重症疾病患者的左心室松弛性与充盈压直接相关

3. 关于舒张的描述，以下正确的是

    A. 是一个完全被动的过程

    B. 可划分为两个生理阶段

    C. 心房收缩完成 10% ～ 20% 的左心室充盈

    D. 健康人在静息和运动状态下左心房压力均正常

    E. 左心室充盈出现在舒张期的第 1 阶段

4. 关于舒张功能障碍的描述，以下正确的是

    A. 所有舒张功能障碍的患者均有一定收缩功能障碍

    B. 舒张功能障碍是左心室的扩张、充盈或松弛异常

    C. 当左心室僵硬度增高时，需要更高的左心房压维持充盈

    D. 舒张功能障碍患者能较好地耐受房颤

    E. 某些针对重症患者的治疗可能进一步恶化舒张功能

5. 关于舒张功能障碍的描述，以下正确的是

    A. 重症患者中，心肌缺血是一个常见原因

    B. 老年人群合并症增多，意味着更多的舒张功能障碍患者将被收入重症监护病房

    C. 重症患者的舒张功能障碍评价不能代表其心脏的基本功能状态

    D. 多巴酚丁胺可增强左心室松弛性

    E. 多普勒参数应在吸气末获取

自测题答案参见书末附录。

（翻译　陆　景，审校　尹立雪）

参考文献

［1］Aurigemma GP, Gaasch WH. Clinical practice. Diastolic heart failure.N Engl J Med，2004，351:1097-1105.

［2］Jacques DC, Pinsky MR, Severyn D, et al.Influence of alterations in loading on mitral annular velocity by tissue Doppler echocardiography and its associated ability to predict filling pressures.Chest，2004，126:1910-1918.

［3］Moschietto S, Doyen D, Grech L, et al.Transthoracic Echocardiography with Doppler Tissue Imaging predicts weaning failure from mechanical ventilation: evolution of the left ventricle relaxation rate during a spontaneous breathing trial is the key factor in weaning outcome.Crit Care，2012，16:R81.

［4］Nagueh SF, Appleton CP, Gillebert TC, et al.Recommendations for the evaluation of left ventricular diastolic function by echocardiography.Eur J Echocardiogr，2009，10:165-193.

［5］Vignon P, Allot V, Lesage J, et al.Diagnosis of left ventricular diastolic dysfunction in the setting of acute changes in loading conditions.Crit Care，2007，11:R43.

第 4 章

急危重症患者右心室功能的评价

The right ventricle in critical illness

一、右心

在生理病理状态下，右心室对维持心排血量具有重要作用，早期对右心的理解仅将它视为从腔静脉运输血液至肺循环的管道，直到最近几十年，右心室作为收缩泵的重要性逐渐为大家所认识。

心血管系统是一个串联的环路系统，肺是唯一接受所有心排血量的器官。尽管左右心室泵出相同容量的血液，但它们产生心排血量的方式却截然不同。在解剖学方面，右心室不同于左心室，因此，评估右心室功能的相关参数也必然不同于左心室。

二、右心结构与功能

右心房接受所有来自上、下腔静脉的全身静脉回流，然后通过三尖瓣进入右心室，接着泵出血液进入肺动脉干。这些肺血管展现了某些独特且在生理学具有重要作用的解剖特性。

（1）肺动脉直径大，血管壁薄。

（2）肺血管床具有巨大的节段血管储备，而正常情况下这些节段血管无血液灌注。

（3）肺循环是一个具有低压、高容特性的系统，血流量大幅增加也只引起压力的轻度升高。

右心室本身是一个薄壁结构，右心室本身作为一个容量池，对后负荷的急剧增高反应欠佳。左、右心室相互串联却相互作用，因为它们相互"依偎"在心包的"环抱"下。一个心室的顺应性改变直接影响到另一个心室。

右心室与心脏其余部分相连接，却有着完整独立的胚胎学起源。右心室及流出道起源于前生心区，右心房及左心腔室起源于原始生心区。

右心室有着不同于心脏其他部分的基因及神经激素组成。随着后负荷升高，右心室信使RNA（mRNA）的反应方式及蛋白表达不同于左心室。

从宏观上说，右心室在心尖部的横断面呈三角形，在心脏基底部则呈新月形。右心室由流入区，小梁状顶部及平滑的流出道或导向肺动脉的漏斗部组成。这些重小梁结构使得右心室可以急性扩张以适应血容量的增加。右心室及肺动脉应该看作为一个耦合单元。

右心室的肌纤维分为两种：内层的纵形肌纤维及心外膜下与左心室相延续的环形肌纤维。这就意味着纵形肌纤维对右心室心肌收缩做出的贡献明显大于对左心室心肌收缩的贡献，并从心尖到基底部产生波纹管效应。左心室收缩通过心外膜下肌纤维的联结作用同样有助于右心室每搏输出量做功。右心室的心肌重量是左心室的 1/6，每搏输出量做功却是左心室的 1/4。

右心室以一种序贯性方式进行心肌收缩，心肌收缩起始于心尖部，止于漏斗部，形成蠕动形收缩。

右心室蠕动形收缩的关键特点如下。

（1）漏斗部扩张先于收缩。

（2）漏斗部收缩发生于右心室游离壁收缩后 20 ～ 50ms。

（3）纵向缩短是右心室游离壁收缩的主要原因。

（4）右心室游离壁也向左心室室间隔运动，称为横向缩短。

（5）左心室通过将室间隔鼓入右心腔并压迫血液来帮助右心室泵血。

（6）肺血管内的低压状态使得血流可以持续不断地向前流动，甚至在右心室腔内压低于肺动脉压力后也如此。

两个心室的压力 - 容积环（图 4-1）体现了左右心系统的差别。

（1）左心室压力 - 容积环是长方形，反映了左心室充盈压的急剧升高，而右心室压力 - 容积环更似三角形。

（2）右心室充盈期间，右心室内血容量增多，压力却轻度升高。

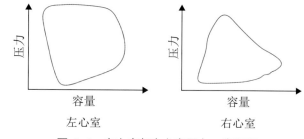

图 4-1　左心室与右心室压力 - 容积环

（3）由于肺动脉压力较小，右心室等容收缩期较短。

由于右心室的前后负荷较小，氧需求较小，因此右心室相对不易缺血。由于右心室壁压力较小，冠状动脉内血流在舒张期及收缩期均可为右心室供血。右心室游离壁受右冠状动脉及左冠状动脉的双重供血。因此，即便是应激条件下，右心室仍能增加氧摄取。值得提醒的是，左室壁压力的急性升高可戏剧性地降低右冠状动脉血流。

右心室 - 肺动脉偶联

图 4-2 展示了右心室 - 肺动脉系统内右心产生的压力情况。

右心室是一个低压、高容系统，能将全部心排血量泵入低阻、高顺应性的肺血管床。在正常人体中，右心室产生 25mmHg 的收缩压，而左心室却产生 120mmHg 的收缩压。肺动脉系统顺应性是 2ml/mmHg。

因此，通过推理，我们总结如下。

（1）右心室对肺动脉压力变化的耐受性较差。

（2）右心室能适合并合理应对容量的变化。

由于右心室独特的解剖及生理学特点，我们应将右心室视作为肺动脉的偶合单元，而非独立器官。

肺动脉压力的变化可直接反映出：①右心室的急性衰竭；②右心室的慢性适合。

实践要点

为了更好地了解右心室特性，应将右心室及肺动脉视作一个偶合单元，即右心室 - 肺动脉偶联。

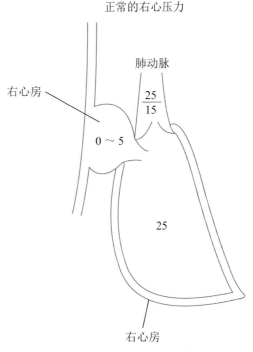

图 4-2　正常的右心系统压力

三、认识肺血管阻力急性或慢性升高的影响

急性肺心病是由各种影响肺的急性病导致的肺血管阻力急性升高所引起的急性右心衰竭。肺动脉高压在 ICU 中较常见，常继发于以下情况。

（1）肺炎。

（2）急性肺栓塞。

（3）成人呼吸窘迫综合征和低氧性血管收缩。

（4）过度通气。

肺动脉压力取决于心排血量、肺血管阻力及顺应性。心排血量升高导致的肺动脉压力轻度升高较为常见，探查到肺动脉压力明显升高具有重要意义，因为肺动脉压力是预测上述提及的各种疾病病死率的独立预测因子。

现在，我们对危重症机械通气患者的关注焦点是预防肺的进一步损伤。然而，对机械通气及潜在肺病理对右心影响的最新认识重新将我们的关注焦点转回至：视心肺为一个偶合单元。"保护性肺通气"的目的应是降低进一步肺损伤并维持右心功能。

由于难以在短时间内适应肺动脉的急性升高，右心无法承受超过 40mmHg 的平均肺动脉压，这个水平的压力往往会发生右心衰竭。因此，当心脏具有正常结构和功能时，肺血管阻力及肺动脉压力的突然升高则可通过所测得的压力来体现，而发生右心衰竭则是更显著的体现方式。

相反，当右心长期暴露在升高的肺血管阻力及肺动脉压力中，右心室会出现心肌肥厚以维持

右心室 - 肺动脉偶联，并且产生比在急性期更高的肺动脉压。

图 4-3 展现了两个关键的病理学状态，急性与慢性右心劳损下解剖学及压力的变化。

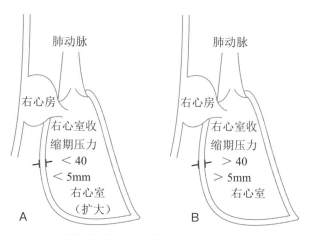

图 4-3 两种病理学状态下的右心系统变化

A. 急性右心劳损状态下右心系统的变化；B. 慢性右心劳损下右心系统的变化

实践要点

右心室对肺血管阻力升高的反应取决于急、慢性的程度。

（1）压力的急性升高引起右心衰竭：右心室结构及功能性评估至关重要。

（2）压力的慢性升高引起右心室肥厚：右心室结构及功能性评估师同样至关重要。

四、评估肺动脉压力及肺血管阻力

肺动脉压力并不等同于肺血管阻力。尽管肺动脉收缩压及肺血管阻力常共同用于危重症患者，但肺动脉收缩压的升高并不常意味着肺血管阻力的增加。公式"Δ 压力＝血流 × 阻力"提示我们，压力的升高可能由于心排血量的增加或血管阻力的增加。三尖瓣反流峰值流速与右心室流出道的血流流速时间积分（VTI）的比值可以作为评估肺血管阻力的无创指标，正常值 ≤ 0.15。

图 4-4 展示了计算该指标的实例。

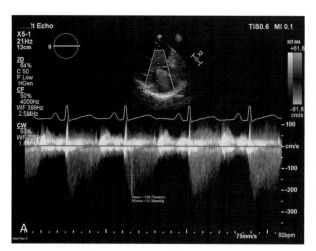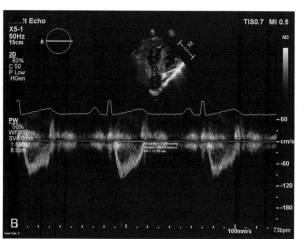

图 4-4 肺血管阻力（PVR）无创指标的计算。三尖瓣反流峰值流速（2.23m/s）与右心室流出道（RVOT）血流流速时间积分（VTI）（17cm）的比值为 0.13（正常 < 0.15）

（一）测量肺动脉收缩压

肺动脉收缩压可通过评估三尖瓣反流流速（TRV）来估算。近期的队列研究发现，几乎所有的研究对象均出现三尖瓣反流。使用连续波多普勒追踪，三尖瓣压力梯度可通过改良的伯努利方程计算：加上右心房压（RAP），即可计算出右心室收缩压（RVSP）。

$$RVSP = 4 \times TRV^2 + RAP (mmHg)$$

当跨肺动脉瓣或右心室流出道的压力梯度消失时，肺动脉收缩压就等同于右心室收缩压。血流流速的测量具有角度依赖性，所以推荐采用多声窗多切面以增强三尖瓣反流信号，并取流速最大的信号用来计算。图 4-5 展现了三尖瓣反流的多普勒追踪与测量。

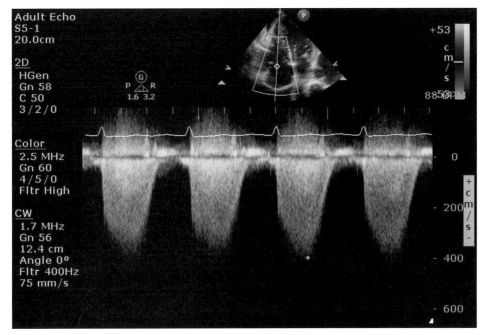

图 4-5　三尖瓣反流多普勒追踪
© Oxford University Hospitals NHS Foundation Trust 2016, 获批准使用

静息状态下，三尖瓣反流的峰流速 ≤ 2.8m/s，峰值收缩压 ≤ 35mmHg，这个数值会随着年龄或体表面积的增加而增加。对于严重三尖瓣反流患者，右心室压力与右心房压力会在早期就达到平衡，因此多普勒包络会显示得不够清楚，如图 4-6 所示，使用简化伯努利方程会低估真实的压力梯度。

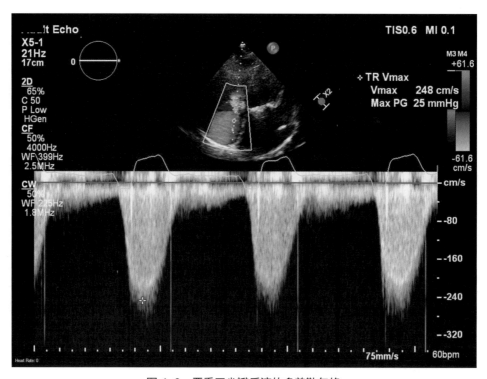

图 4-6 严重三尖瓣反流的多普勒包络
© Oxford University Hospitals NHS Foundation Trust 2016, 获批准使用

右心房压力通过评估下腔静脉的大小及呼吸变异来计算。下腔静脉应通过剑突下切面进行评估。下腔静脉直径的测量应在呼气末进行，且在接近与肝静脉的汇合处，垂直于其长轴方向测量，肝静脉通常在接近右心房开口 0.5 ～ 3cm 处。表 4-1 是美国超声协会评估右心房压的指南。

表 4-1 右心房压评估指南

吸气时下腔静脉塌陷	下腔静脉直径	
	< 2.1 cm	≥ 2.1 cm
是	右心房压正常（0 ～ 5 mmHg）	中等右心房压（5 ～ 10 mmHg）
否	中等右心房压（5 ～ 10 mmHg）	高右心房压（15 mmHg）

这些参数用于评估低或高的右心房压时具有良好价值，但用于评估中等右心房压时价值不大。对于机械通气患者，下腔静脉塌陷程度用于评估右心房压显然不可靠，因为下腔静脉会被指令通气持续挤压，此时，可应用中心静脉导管来测量右心房压力。对于机械通气患者，下腔静脉直径 ≤ 12mm 能准确地预测右心房压 ≤ 10mmHg。

另一种指标同样可用于评估右心房压。在低或正常右心房压时，肝静脉内主要以收缩期血流为主，随着右心房压的升高，情况则相反，舒张期血流速度逐渐大于收缩期血流速度，这种变化已在机械通气患者身上得到证实。图 4-7 展示了肝静脉内以舒张期血流为主的异常情况。

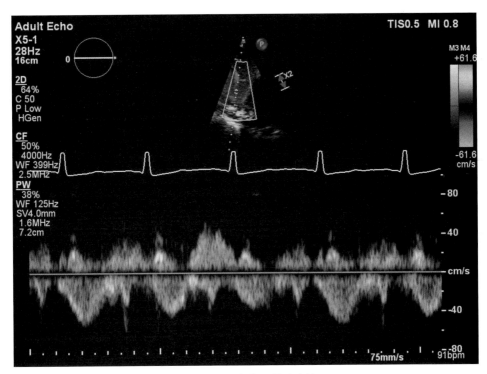

图 4-7　异常的肝静脉血流
© Oxford University Hospitals NHS Foundation Trust 2016, 获批准使用

对房间隔的定性检查同样可以作为测量右心房压的替代方法。当整个心动周期房间隔都鼓向左心房时，提示右心房压＞ 15mmHg。

（二）测量平均肺动脉压

平均肺动脉压可通过多种方法计算，是筛查肺动脉高压的重要组成部分。一些关于多普勒技术评估肺动脉压准确性的研究已表明，通过多普勒技术测量的平均肺动脉压与右心导管所测数据的相关性最高。计算平均肺动脉压的公式与计算平均动脉压的公式一致。

$$MPAP = 1/3（PASP）+ 2/3（PADP）$$

平均肺动脉压可以通过下列公式从肺动脉收缩压演化而来。

$$MPAP = 0.6 \times PASP + 2\ mmHg$$

（三）肺动脉加速时间

评估平均肺动脉压的另一种方法是测量右心室流出道血流开始到峰流速的时间，即肺动脉加速时间（AT）。随着右心房压的升高，假设心率正常（60 ～ 100/min），则肺动脉加速时间下降，正常值＞110ms，小于105ms则为异常。

肺动脉加速时间的测量是从血流开始到肺动脉血流峰值流速的开始，多普勒取样容积线应置于短轴切面下的肺动脉中央，如图4-8所示。此种测量方式受心率影响，当心率＞100/min或＜70/min时，该测量应该被校正。心率的校正可以通过乘以75或除以心率实现。多普勒包络也可定性评估右心房压：如果多普勒包络出现缺口，提示肺血管阻力升高，如图4-9所示。

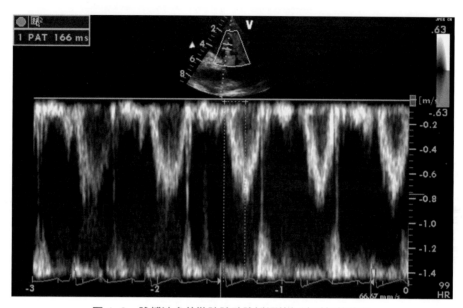

图4-8　脉搏波多普勒跨肺动脉瓣评估加速时间的位置

© Oxford University Hospitals NHS Foundation Trust 2016，获批准使用

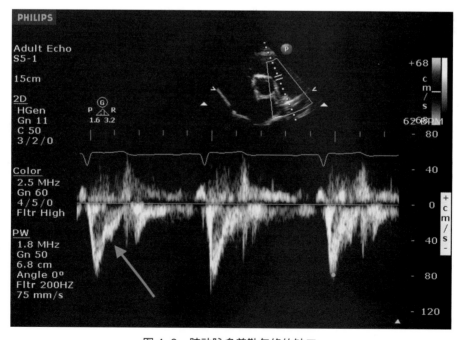

图4-9　肺动脉多普勒包络的缺口

© Oxford University Hospitals NHS Foundation Trust 2016，获批准使用

平均肺动脉压也可通过下列公式计算。

$$MPAP = 79 - (0.45 \times AT)$$

$$MPAP = 79 - (0.62 \times AT); (如果 AT < 120ms)$$

（四）肺动脉反流束

当可清楚地观察到肺动脉反流束时，则平均肺动脉等于通过峰值流速计算的压力加上右心房压。肺动脉舒张压（DPAP）等于通过反流血束的终末流速计算的压力加上右心房压。平均肺动脉压也可通过计算三尖瓣反流的流速时间积分得到平均收缩压，再加上右心房压。

五、右心室收缩功能

实践要点

尽管肺动脉压及肺血管阻力是重要的临床关注内容，但在急性病程中，右心室最重要的特点是其心脏功能。

当评估右心室功能时，需要注意的是，纵向收缩在右心室功能中占据重要地位。相反，左心室主要依靠辐状收缩，因此对左心功能的评估可以通过多个横断面切面获得。一个理想的反映收缩功能指标应该不依赖容量状态和心腔大小变化，但对心肌收缩力敏感。

理想状态下，右心收缩功能可通过多个指标评估。

1. 对右心室全心功能的评估方法

（1）右心室射血分数（RVEF）。

（2）右心室 dP/dT（室壁压力 / 时间变化）。

（3）面积变化分数（FAC）。

（4）心肌功能指标（MPI）。

2. 对右心室局部功能的评估方法

（1）三尖瓣瓣环平面收缩期位移（TAPSE）。

（2）三尖瓣瓣环收缩速度的组织多普勒成像。

对右心室功能的定性评估同样是评估右心室功能的重要组成部分，在单独应用右心室局部功能评估方法情况下也是一种有效关联。

（一）右心室射血分数

右心室射血分数是负荷依赖的心功能指标。右心室射血分数通常小于左心室射血分数，因为右心室在舒张期保留更多的血容量。右心室射血分数的正常范围为 40% ～ 76%，可展现右心室三维结构的 MRI 可以证实。右心室及流出道具有波纹管和喷口结构，这使得很难从 2D 到 3D 成像进行精确建模。因此，使用 2D 超声心动图测量右心室射血分数的准确性不如 3D 成像（如 MRI 或放射性核素血管造影），且相关系数只有 0.65 ～ 0.8。

（二）右心室 dP/dT

右心室 dP/dT 是指固定时间内右心室压力升高的幅度，是反映右心收缩功能的指标。该指标常用于评估左心收缩功能，且依赖于二尖瓣反流血束的出现。图 4-10 展现了如何在左心系统使用二尖瓣反流测量 dP/dT。

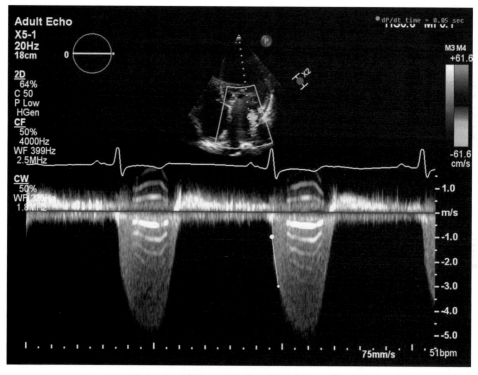

图 4-10　通用二尖瓣反流血束测量 dP/dT

© Oxford University Hospitals NHS Foundation Trust 2016, 获批准使用

评估右心功能时，连续波多普勒取样容积线跨三尖瓣瓣环放置。如果获得完整的三尖瓣反流多普勒包络，则需测量三尖瓣反流流速从 1 ～ 2m/s 所需的时间，如图 4-10 测量二尖瓣反流所示，根据改良伯努利方程，这代表压力升高 12mmHg（4 ～ 16mmHg），12mmHg 除以所测得的时间即为 dP/dT。然而，dP/dT 仍是一个负荷依赖的心功能指标，且测量到的正常范围数据有限。

（三）右心室面积变化分数

与测量右心室射血分数需应用 Simpson 双平面法相反，测量右心室面积变化分数（RVFAC）

无须任何几何假设，尽管两者均是负荷依赖的心功能指标。在 2D 超声心尖四腔切面，通过以下公式计算右心室面积变化分数。

$$\frac{（舒张末期面积）－（收缩末期面积）}{舒张末期面积} \times 100\%$$

该指标的参考范围下限是 35%，且 RVFAC 是预测肺栓塞及心肌梗死患者病死率及发病率的独立预测指标。RVFAC 与有创测量的 RVEF 具有良好相关性，当右心腔不完全可视或无法很好判断心内膜边缘时，RVFAC 反映右心功能的准确性较差。图 4-11 阐明了测量 RVFAC 的测量方法。

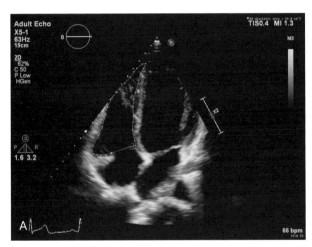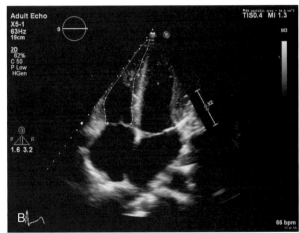

图 4-11　A. 右心室舒张期面积；B. 右心室收缩期面积

（四）心肌功能指标（MPI）

MPI 是一个更为复杂但不常用的反映右心收缩及舒张功能的指标，它是心室非射血时间与射血时间的比值，计算公式如下。

$$（等容舒张时间＋等容收缩时间）/ 射血时间$$

即使心率在一定范围内波动，该指标仍有效，但当右心房压升高或患者出现不规则心律时，该指标则无效。

MPI 是应用脉冲波多普勒测量，并将取样容积线置于右心室流入道及流出道间，具体测量见图 4-12。

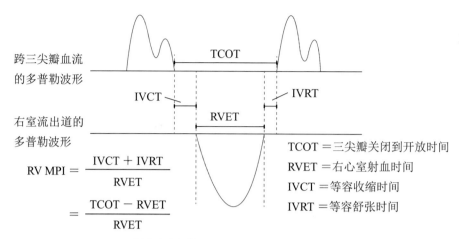

图 4-12　脉搏波多普勒测量右心室心肌功能指数的计算方式

这种测量方式需要两幅单独的声谱，所以需确保两幅声谱的心率是一致的。另外一种脉冲波多普勒技术是应用组织多普勒进行测量，通过三尖瓣瓣环处的组织多普勒可获得一幅声谱，所有的时间间隔均可在这幅声谱里测量。应用脉冲波多普勒技术测量的 MPI 上限值是 0.40，组织多普勒测量的上限值是 0.55。

（五）三尖瓣瓣环平面收缩期位移（TAPSE）

这是一个常用且有效的能够反映右心室游离壁纵向收缩功能的指标，尽管它仅反映了局部室壁运动，但它与裸眼定性评估相结合能形成一种有效的、可重复的，且不依赖心率评估右心室收缩功能的方法。TAPSE 与放射性核素血管造影及 RVFAC 具有良好相关性，已有研究证实，TAPSE 下降与左心衰竭患者及肺动脉高压患者生存率下降独立相关。

应用 M 型超声测量 TAPSE，取心尖四腔切面，将光标置于三尖瓣瓣环的侧壁，如图 4-13 所示。瓣环纵向运动的幅度是指瓣环沿单线运动的轨迹最低点到最高点。正常收缩功能的 TAPSE ＞ 1.6cm。

（六）组织多普勒成像（TDi）

对右心室收缩的纵向速度的 TDi 测量是评估右心室收缩功能的另一种线性方法。采用脉搏波多普勒技术在三尖瓣瓣环水平评估右心室收缩速度，最大的收缩速度为 S' 已有多个人群研究认为 S' 的正常截断值为＞ 10cm/s。TDi 测量的右心室最大收缩速度与 TAPSE 及 RVFAC 高度相关。图 4-14 阐释了如何测量 TDi。

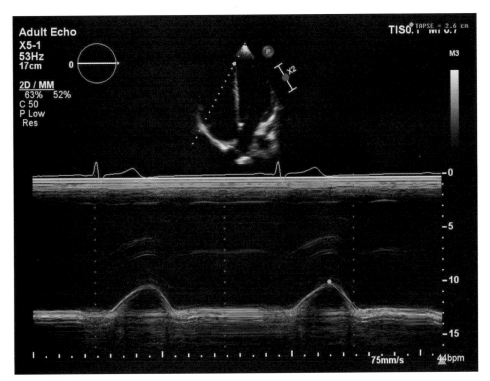

图 4-13　三尖瓣瓣环平面收缩期位移

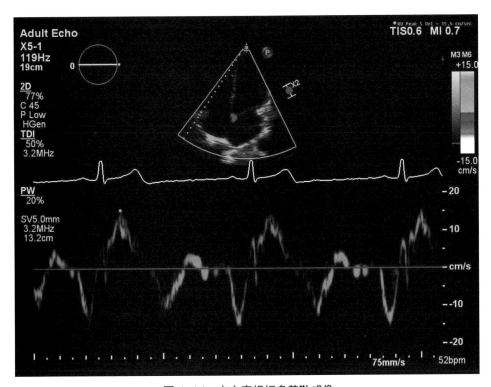

图 4-14　右心室组织多普勒成像

六、右心室舒张功能

右心室舒张期由多阶段组成，通过单个指标评估右心室舒张功能显然是困难的。右心室舒张功能或许是可疑右心室损伤患者的早期征象，或许是已知右心室衰竭患者的预后不良征象。右心室舒张功能是慢性心力衰竭和肺动脉高压患者病死率的独立预测因子。心室充盈方式的改变反映了治疗的有效性，右心室舒张功能可以作为反映亚临床右心衰竭的早期指标，其在临床中具有较大作用。诸多研究已证实，右心舒张功能衰竭通常出现在左心衰竭或右心扩张或肥厚之前。

测量指标包括三尖瓣血流流入速度，需将多普勒超声束与三尖瓣对齐并将取样容积线置于三尖瓣顶点。TDi用于评估三尖瓣瓣环运动速度。右心房大小同样需要测量，心尖四腔切面下，于收缩末期测量，正常值上限是$18cm^2$。

舒张功能分级如下。

（1）三尖瓣 E/A 比 < 0.8 提示舒张功能受损。

（2）三尖瓣 E/A 比为 0.8 ~ 2.1，且 E/E' > 6 提示假性正常充盈。

（3）三尖瓣 E/A > 2.1 且减速时间 < 120ms 提示限制性充盈。

肺动脉内的舒张晚期前向血流同样是限制性充盈的征象，舒张晚期的心室内高压引起肺动瓣在收缩期前开放并产生前向血流。右心房压及右心室舒张末期压力可通过右心导管直接测量。多个研究已证实，右心室内压力与容量并不呈线性关系。需更多的研究去评估右心舒张功能衰竭对各疾病状态的预后预测价值及其敏感性、特异性。

七、慢性右心劳损（肺心病）的病理机制

肺心病即肺源性心脏病，原本是根据临床情况做出的临床诊断，然而随着右心导管的出现，肺心病被描述为中心静脉压大于肺动脉楔压。如今，肺心病是一个临床与超声心动图相结合的诊断，即出现右心室扩张伴收缩末期室间隔矛盾运动。

肺心病关键的病理生理过程是外层平行肌纤维的萎缩及后续的心肌肥厚。右心室正常的室壁厚度 < 5mm。慢性肺心病患者常出现室壁增厚（10 ~ 12mm），急性肺心病患者室壁增厚较为少见，开始机械通气的 3d 内才可见轻度室壁增厚（5 ~ 6mm）。

右心室室壁逐渐增厚及右心室收缩期及舒张期压力的升高导致了发生慢性肺心病的两个关键因素。

（1）右心室能产生高压力（> 60mmHg）的三尖瓣反流，而这种情况不会出现在先前无右心室肥厚的急性肺心病患者。无论反流的程度及压力如何，右心室均能产生三尖瓣反流，如图 4-15 所示。

（2）肥厚的右心室能维持正常的右心室结构，直到肥厚的右心室出现功能衰竭或扩张时，才会发展为肺心病。因此，应将右心室明显扩张视为急性肺心病或后续慢性肺心病的早期信号。

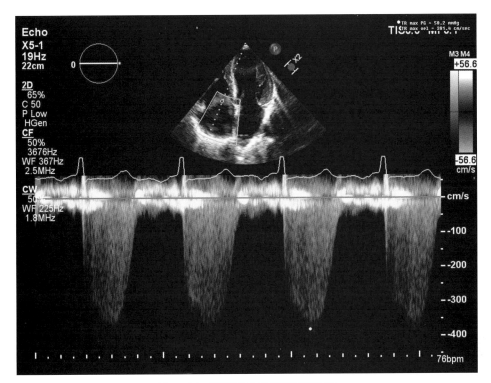

图 4-15　高流速的三尖瓣反流血束
© Oxford University Hospitals NHS Foundation Trust 2016, 获批准使用

实践要点

评估右心室大小对于急性与慢性右心过负荷的鉴别诊断至关重要。

右心室游离壁的增厚提示右心室对慢性后负荷增加的适应，是提示慢性肺心病的关键指标。只有肥厚的右心室才能产生高压力的三尖瓣反流。

慢性情况下，右心衰竭是诸多疾病的独立预测因子，包括如下几种。

（1）瓣膜性心脏病。

（2）缺血及非缺血性心肌病。

（3）肺栓塞。

（4）肺动脉高压。

表 4-2 列出肺动脉高压的原因及最新分组。

慢性右心衰竭的一个常见原因是左心功能损伤或导致左心房压升高的左心瓣膜疾病。肺动脉高压是导致右心衰竭的重要原因。2003 年，对慢性右心衰竭定义的更正版本发布，对引起

表 4-2　引起肺动脉高压的原因

分　组	
1	肺动脉高压
2	肺静脉高压
3	低氧导致的肺动脉高压
4	慢性血栓栓塞性肺动脉高压
5	其他各种肺动脉高压

慢性右心衰竭的各种原因进行了分级。目前，越来越常见的另一种分组是因先天性心脏病引起的右心功能衰竭，如法洛四联症、大动脉移位、埃布斯坦综合征及艾生曼格综合征。

评估右心室结构的 3 个关键成分如下。

（1）右心室大小。

（2）右心室游离壁厚。

（3）右心室大小与左心室大小间的关系，以及偏心指数（EI）。

（一）右心室大小

当出现容量过负荷、压力过负荷及收缩功能衰竭时，右心室增大。右心室增大是右心衰竭的第一征象，是慢性肺病及急性肺栓塞患者预后的预测指标。在准确测量右心室大小时，需考虑到其复杂的形状。

评估右心室大小最简易的方法是在心尖四腔切面与左心室大小进行定性对比，右心室大小应是左心室的 2/3。随着右心室扩大，其将会逐渐代替左心室而占据心尖部。在实践中，这通常提示右心室至少应达到中等扩张，尽管这种说法并未被证实。这些特点已在图 4-16 中有所描述。

心尖四腔切面下，采用单平面、2D 超声心动图测量右心室大小与 MRI 测量右心室容积的相关性最好。正常状态下的右心与容量过负荷导致轻至中度扩大的右心有一定程度的重叠，在危重症中，我们正在寻找右心容量显著变化的因素，并参考其相反的作用。

将焦点调整到右心室，心尖四腔切面是测量右心室大小的最佳切面。将右心基底部、中部及纵向内经分别命名为 RVD1、RVD2、RVD3。需要注意的是，不要因超声切面的角度问题而高估

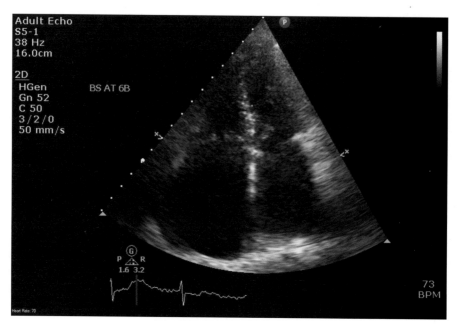

图 4-16　右心室扩大

© Oxford University Hospitals NHS Foundation Trust 2016, 获批准使用

或低估了右心室的大小。超声切面应贯穿心尖部及左心腔中央，且不能出现左心室流出道，需旋转探头以寻找右心室腔最大时的切面。

（1）基底部直径定义为右心室底部 1/3 的最大短轴直径。在正常右心室中，底部 1/3 右心腔的内经是最大横径。

（2）中间腔内径是在右心室中部 1/3 乳头肌水平测量。

（3）纵向距离是从右心室尖部到三尖瓣水平。

表 4-3 列出了各参数的正常值。

在测量右心室内径时，与定性印象的相关性具有重要作用。与左心室相比，如果目测大小超出了预期值，即使线性测量在正常范围内，仍可认为是右心室扩大。

表 4-3　评估右心结构及功能的各测量参数的参考临界值

参数	单位	异常
右心室基底部直径	cm	＞ 4.2
右心室中部直径	cm	＞ 3.5
右心室长轴直径	cm	＞ 8.6
右心室室壁厚度	cm	＞ 0.5
右心房收缩末期面积	cm^2	＞ 18
三尖瓣环收缩期位移	cm	＜ 1.6
瓣环水平的脉冲波多普勒峰值流速	cm/s	＜ 10
脉冲波多普勒 MPI	—	＞ 0.40
组织多普勒 MPI	—	＞ 0.55
右心室面积变化分数	%	＜ 0.35
肺动脉加速时间（PAT）	ms	＜ 105

（二）右心室室壁厚度

健康人的右心室是个薄壁器官，当出现慢性后负荷增加、肥厚型心肌病或浸润性疾病时，其室壁厚度增加。右心室室壁厚度是提示慢性肺心病最重要的单个指标，在鉴别急性与慢性右心应激时也非常重要。

测量室壁厚度可以采用 M 型或 2D 超声在剑突下、胸骨旁或心尖切面进行。室壁厚度通常在剑突下切面、舒张末期、三尖瓣前叶尖端水平测量。应该注意的是，在测量时需剔除乳头肌及肌小梁结构。在剑突下切面测量时变异性最小，且与右心室收缩峰压最相关。当室壁厚度大于 0.5cm 时则认为右心室肥厚，然而对于异常的室壁厚度并无截断值，正确测量右心室室壁厚度见图 4-17。

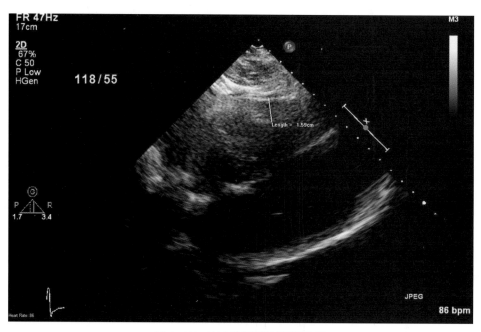

图 4-17　右心室室壁厚度的测量
© Oxford University Hospitals NHS Foundation Trust 2016，获批准使用

（三）偏心指数

右心与左心共用一个非伸长性的心包腔，右心室扩张，则左心室受压。正常情况下，心尖四腔切面下右心室大小约是左心室大小的 2/3。

随着右心室扩大，RV/LV 比值变化如下。

（1）0.8 ～ 1.0，提示右心室轻度扩张。

（2）1.1 ～ 1.4，提示右心室中度扩张。

（3）＞ 1.5，提示右心室重度扩张。

胸骨旁短轴切面同样可以清楚地观察到右心室扩张，在这一切面下，左心室横断面呈圆形。如果存在右心室容量或压力过负荷，则室间隔变成扁平状，左心室横断面成 D 字形。

（1）舒张末期左心室室间隔扁平主要见于容量过负荷，因右心室压力超过左心室。

（2）收缩末期左心室室间隔扁平主要见于压力过负荷，因右心室压力升高，右心室射血时间延长。

室间隔扁平程度可使用偏心指数（EI）进行量化（图 4-18），这一指数是平行室间隔的

偏心指数（EI）

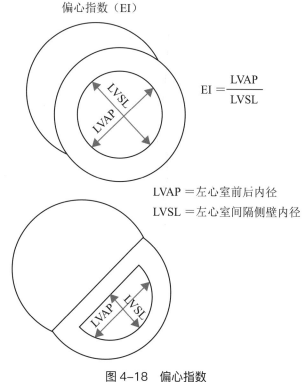

$$EI = \frac{LVAP}{LVSL}$$

LVAP ＝左心室前后内径
LVSL ＝左心室间隔侧壁内径

图 4-18　偏心指数

左心室内径与垂直间隔的左心室内径的比值，具体测量见图 4-18 所示，该指数的正常值是 1.0，该值增加则提示如下变化。

（1）1.1～1.4，提示右心室轻度扩张。

（2）1.5～1.8，提示右心室中度扩张。

（3）＞ 1.8，提示右心室重度扩张。

病例分析

因机械通气导致的急性肺心病及其后续管理

患者，男性，60 岁。因肺炎入院。患者严重低氧及休克，在急诊室进行了液体复苏，血压已有改善，后转入 ICU 进行气管插管，并行机械通气。初始胸部 X 线片提示有符合急性呼吸窘迫综合征的两肺改变，机械通气参数设置为潮气量 6ml/kg 及高 PEEP。

在接下来的几天病程中出现了低血压，进一步液体复苏并开始使用去甲肾上腺素。在这期间，氧合得到改善，吸入氧浓度（FiO_2）下降，然而，去甲肾上腺素剂量却逐渐增加。

超声心动图探查提示右心室扩大且收缩功能下降（TAPSE 11mm），未探测到三尖瓣反流。胸骨旁短轴切面可见收缩期及舒张期室间隔扁平，因此诊断为急性肺心病。

该患者平台压 $30cmH_2O$，PEEP $15cmH_2O$，FiO_2 50%，因此决定将 PEEP 下调至 $10cmH_2O$，平台压下调至 $24cmH_2O$。测量动脉二氧化碳分压为 8.5kPa，为减小该指标，将呼吸频率从 12/min 上调至 16/min。

12h 后再次行超声心动图探查，提示室间隔扁平程度减轻，TAPSE 改善。

病例分析

右心解剖情况辅助治疗限制的决定

患者，女性，66 岁。因慢性阻塞性肺病急性加重及反复咳嗽入住事故与急救（A＆E）病房。此前 1 年，该患者因相似的病程而住院，并成功接受无创机械通气治疗。社会史提示患者独居，她的家庭会给予她帮助，但仍经常抽烟，因此病情恶化需接受长期氧疗。X 线胸片提示肺气肿，无局部肺实变。开始给予该患者激素、抗生素、雾化及无创机械通气治疗。治疗 48h 后，该患者出现严重气短及低血压。由于患者处于昏睡状态无法参与病情讨论，因此通知家属商讨给予限制照护治疗。

为指导临床治疗决策进行了超声心动图探查，结果提示严重的右心室扩大，且右心室室壁增厚，室壁厚度达 9 mm，伴轻度三尖瓣反流，梯度峰压达 70mmHg，肺动脉加速时间（PAT）＜ 80ms，TAPSE 下降至 14mm。心脏超声可见舒张期及收缩期室间隔塌陷，如图 4-19

所示。

与患者家属讨论后同意慢性肺心病的诊断，并同意气管插管、机械通气及使用升压药维持血压并不适合该患者，他们对这些治疗手段也并不感兴趣。因此，将无创机械通气作为该患者最高级治疗方法，积极应用于该患者，经过 12h 无创通气治疗后，该患者神志渐清，2d 后脱离无创通气返回普通病房。

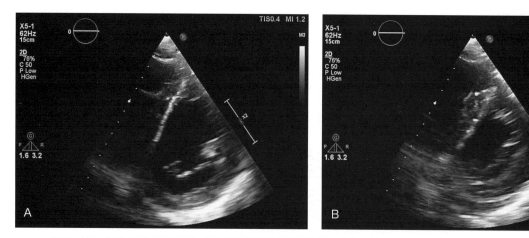

图 4-19　舒张期室间隔塌陷（A）及收缩期室间隔塌陷（B）。超声环提示室间隔在整个心动周期均扁平

© Oxford University Hospitals NHS Foundation Trust 2016, with permission.

八、肺动脉栓塞

静脉血栓栓塞（VTE）的总发生率为每年每千人中有 1 ~ 3 例，该发生率随着年龄的增长而升高，当年龄大于 50 岁时，VTE 的发生风险为每年每百人中有 1 例。

临床中，急性肺栓塞分为大面积、次大面积及非大面积 3 类。血流动力学稳定及右心室功能在决定发病率及病死率具有非常重要的作用。

（1）大面积肺栓塞定义为出现循环低血压，收缩压 > 90mmHg，休克或心脏骤停。大面积肺栓塞在发生后 1h 内的预计病死率多 60%。

（2）次大面积肺栓塞定义为血压正常，伴有右心衰竭的影像学或酶学证据。次大面积肺栓塞的 30d 病死率为 15% ~ 20%，且与进展为肺心病有关，相关性仅次于慢性血栓栓塞性肺动脉高压。

（3）非大面积肺栓塞定义为血压正常且无右心衰竭的证据。

急性肺栓塞导致肺血管阻力的急性升高。在右心室内发展而来的促炎状态同样可能损伤右心室功能。尽管 TTE 也许不能为右心室提供真实的解剖学评估，但它可以为有病情恶化可能的高危患者提供相关信息。临床结局依赖于血栓赘生物，血栓赘生物可通过肺动脉 CTA（CTPA）进行定性评估；此外，心脏储备功能同样也重要。一些心脏储备功能良好的大面积肺栓塞患者，其临床表现与血栓更小但心脏储备功能较差的患者相似。

右心室扩大出现于＞ 25% 的肺栓塞患者中。一些心超参数异常与血栓赘生物及右心衰竭相关。当肺动脉血管阻塞超过 25%，则右心室与左心室直径比（RV/LV）＞ 0.9，三尖瓣反流最大压力梯度，肺动脉加速时间（PAT）及 TAPSE 均可提示右心室功能衰竭。双 60 征是心超参数中的一种，提示右心室收缩功能紊乱，即 PAT ＜ 60ms 且存在三尖瓣反流流压力梯度＜ 60mmHg。McConnell 征是指右心室局部室壁运动减弱，心尖部收缩功能正常。该征象最初被认为是肺栓塞的病理征象，但后续被证实 McConnell 征的不可靠性，因为急性右心梗死同样可出现 McConnell 征。超声心动图同样可以探查到因卵圆孔未闭引起的右向左分流及右心内血栓，这些均与病死率升高相关。

对于大面积肺栓塞，溶栓治疗可以分解阻塞的血栓，并降低肺血管阻力，增加右心排血量。当 CT 不可用时，TTE 不仅可以辅助诊断肺栓塞，而且可以帮助诊断出休克的其他潜在原因，如心包脏压塞、急性瓣膜衰竭或严重的左心功能衰竭。在一些病例中，TTE 或许可以识别右心室肥厚或三尖瓣反流速度，这样的高速血流与急性右心压力过负荷并不符合。对于这些病例，慢性肺动脉高压与慢性血栓栓塞性肺动脉高压应被作为不同的诊断。溶栓治疗对于次大面积肺栓塞的益处仍不清楚，并非所有的研究都观察到了病死率升高。Meta 分析显示超声心动图探查到右心功能衰竭与血流动力学稳定患者的短期病死率升高相关。

中危组患者需要进行进一步评估。心超探查到右心衰竭征象及心肌生化标志物升高的患者应该归为中 - 高危组，并可从密切监测心功能中获益，密切监测心功能可以早期探测到血流动力学的崩溃以进行抢救性再灌注治疗（图 4-20）。

九、丙泊酚相关输注综合征

丙泊酚相关输注综合征（PRIS）是一种罕见的药物相关并发症，可导致高病死率。于 20 世纪 90 年代在儿童人群首次报道，此后在成人中也相继报道，特别是危重症患者。由于该综合征的罕见性，其病理生理特点仍不明确，对该疾病的认识仅限于病例报道及小样本系列案例。

临床特征包括心动过缓，心血管功能衰竭伴有心律失常，高阴离子间隙代谢性酸中毒，横纹肌溶解症，肝大及高血脂。有学者研究认为，丙泊酚解偶联氧化磷酸化，并在线粒体产生能量。在应激状态下，则转变为使用游离脂肪酸作为生物组织能量的主要来源，这些需应激激素皮质醇及肾上腺素维持。丙泊酚抑制线粒体酶肉碱棕榈酰转移酶 -1，该酶可导致肉毒碱及脂肪酸在不同器官的堆积。丙泊酚也拮抗 β- 肾上腺素受体结合并抑制心脏 L 型钙通道，导致心肌收缩力下降及心肌炎症增加。因此，PRIS 患者在代谢需求增加时，其能量可用性下降，这也许可以解释所观察到的 PRIS 患者骨骼肌及心肌肌细胞溶解。

典型的表现包括出现 Brugada 样心电图表现（$V_1 \sim V_3$ 导联 ST 段弓背样抬高），室性心动过速，右心扩大，严重右心衰竭及心脏停搏。唯一 1 例病例报道连续跟踪了该疾病的进展，发现了急性右心衰竭伴有右心扩大，同时左心收缩功能正常。右心的系列变化在暂停丙泊酚后迅速好转。

　　治疗包括立即暂停丙泊酚并给予高级心血管功能支持。考虑到丙泊酚对钙离子通道及儿茶酚胺受体结合部位的影响，使用磷酸二酯酶抑制药、胰高血糖素及钙剂或许对改善心血管功能有利。在某些极端病例中，也需考虑体外机械支持。

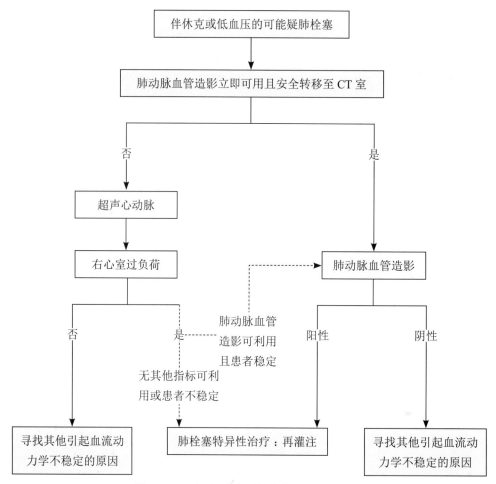

图 4-20　对可疑高危肺栓塞患者的诊断流程

病例分析

肺动脉栓塞及危险分层

　　患者、女性，25 岁。因间断性胸痛 4d 入院。某日早晨，该患者因胸痛再次发作来到急诊室就诊，本次胸痛伴有头晕目眩，经过 CTPA 检查后诊断为高容量双侧肺动脉栓塞。

　　在 CT 室返回病房时，患者动脉收缩压降至 80mmHg，静脉补液 500ml 后血压升高。行超声心动图探查提示右心室中度扩大，伴有正常 TAPSE，未探查到三尖瓣反流，但测量的 PAT 为 80ms。短轴切面见收缩期室间隔扁平，右心室室壁厚度正常，小于 5mm（图 4-21）。

超声心动图未发现慢性肺动脉高压征象，然而却发现了一个急性右心衰竭的征象，尽管并不影响右心长轴功能。低 PAT 与升高的肺血管阻力一致，在缺乏三尖瓣反流的情况下可作为反映疾病严重程度的有用指标。

该患者进行了抗凝治疗，并入住高依赖病房，行有创动脉血压监测。

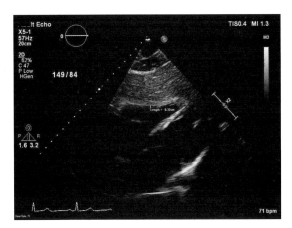

图 4-21　右心室游离壁厚度＜ 5mm
© Oxford University Hospitals NHS Foundation Trust 2016, 获批准使用

◆ 自测题

1. 下列与右心室收缩功能良好相关的是

　A．TAPSE=18mm

　B．dP/dT=300mmHg

　C．TDi 测量心肌功能指数（MPI）=0.6

　D．右心室面积变化分数 =30%

　E．右心室射血分数 =50%

2. 关于右心室解剖结构的认识，以下正确的是

　A．右心室由流入道、漏斗部及肌小梁组成

　B．右心室舒张末期容积通常大于左心室舒张末期容积

　C．右心室只受右冠状动脉供血

　D．右心室最表浅的肌纤维是纵向排列的

　E．右心室心尖部横断面呈三角形

3. 下列测量与右心室扩大一致的是

　A．右心室形成心尖部

　B．舒张期室间隔扁平

　C．长轴直径为 80mm

　D．右心室中部直接为 42mm

　E．右心室测量值在正常范围，但比左心室大

4. 以下关于右心室生理学特点的描述正确的是

　A．右心室在整个心动周期均有血液灌注

　B．肺动脉收缩压为 25mmHg 提示肺动脉压高压

　C．右心室射血分数低于左心室射血分数

　D．右心室射血几乎均由右心室游离壁收缩主导

　E．肺动脉的容受性比主动脉好

5. 关于肺动脉栓塞的认识，以下正确的是

　A．年轻人比老年人更高危

　B．跨三尖瓣压力梯度为 80mmHg 可

以解释为急性肺动脉栓塞

C. 肺动脉加速时间为 60ms 等同于肺
血管阻力增加

D. 通过超声心动图排除休克患者的
肺动脉栓塞是可能的

E. McConnell 征是肺栓塞的病理征

自测题答案参见书末附录。

（翻译　周小洋，审校　胡才宝）

参考文献

［1］Karas MG, Kizer JR. Echocardiographic assessment of the right ventricle and associated hemodynamics. Prog Cardiovasc Dis 2012; 55: 144–160.

［2］Konstantinides SV, Torbicki A, Agnelli G, et al.; Task Force for the Diagnosis and Management of Acute Pulmonary Embolism of the European Society of Cardiology (ESC). 2014 ESC guidelines on the diagnosis and management of acute pulmonary embolism. Eur Heart J 2014; 35: 3033–3380.

［3］Mitoff PR, Beauchesne L, Dick AJ, et al. Imaging the failing right ventricle. Curr Opin Cardiol 2012; 27: 148–153.

［4］Rudski LG, Lai WW, Afilalo J, et al. Guidelines for the echocardiographic assessment of the right heart in adults: a report from the American Society of Echocardiography endorsed by the European Association of Echocardiography, a registered branch of the European Society of Cardiology, and the Canadian Society of Echocardiography. J Am Soc Echocardiogr 2010; 23: 685–713.

［5］Tan TC, Hung J. Role of echocardiography in the assessment of right heart disease: update 2013. Curr Cardiovasc Imaging Rep 2013; 6: 486–497.

一、主动脉瓣狭窄

(一) 定义、病因与流行病学

主动脉瓣狭窄是欧洲与北美最常见的心脏瓣膜疾病，特征为左心室血液流出受阻。狭窄常见于正常三叶瓣退变伴慢性钙化，瓣上或瓣下狭窄少见。50 - 59 岁成人中患病率为 0.2%，70 岁以上患病率上升为 2.8%。

二叶主动脉瓣在人群中发生率为 1% ~ 2%，约占 70 岁以下主动脉瓣置换患者的 60%。风湿性主动脉瓣狭窄在发达国家中少见，常伴有二尖瓣病变。图 5-1 显示了典型的二叶主动脉瓣二瓣中缝融合方式。

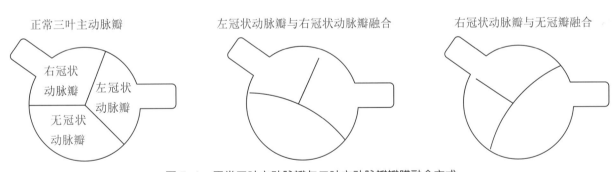

图 5-1 正常三叶主动脉瓣与二叶主动脉瓣瓣膜融合方式

(二) 病理

退行性主动脉瓣狭窄潜伏期长，由瓣叶轻微增厚不伴有血流动力学改变（主动脉瓣硬化）逐渐发展至瓣膜狭窄。纤维化渐进至钙化，由瓣叶基底部发展至整个瓣叶。狭窄进展缓慢，平均每年峰值跨瓣速度增快 0.1 ~ 0.3m/s，瓣口面积减少 0.1cm²。

瓣膜狭窄所致左心室压增高导致室壁增厚或肥厚，其中肌纤维直径和胶原总量增加，伴有间质纤维化。左心室结构与压力的改变使左心室顺应性降低，导致舒张功能不全及继发性肺动脉高压。尽管有 30%～ 50% 退行性主动脉瓣狭窄的患者合并冠状动脉硬化，但在无冠状动脉疾病的患者中舒张末压增高会减少心内膜下血流，且左心室肥厚增加耗氧量会导致缺血。最终，左心室无法继续代偿性肥厚，左心室功能衰竭伴有心腔增大及射血分数降低。

症状性主动脉瓣狭窄患者 2 年内死亡率为 50%。

（三）超声心动图评估主动脉瓣狭窄

经胸超声心动图是关键的诊断技术，但主动脉瓣狭窄分级可能很复杂。超声心动图检查的目的是确认主动脉瓣狭窄的存在，评估钙化、瓣叶数目、左心室功能及室壁厚度与联合瓣膜损害。因为跨瓣压差为血流依赖性，故首选多普勒超声心动图评估主动脉瓣狭窄严重程度。面积法不常规用于测量主动脉瓣口面积，因为钙化及瓣口不规则导致难以准确测量瓣口面积，常常被高估。

1. 胸骨旁长轴切面　在胸骨旁长轴切面，主动脉瓣均分为前方的右冠状动脉瓣和后方的无冠状动脉瓣。图 5-2 分别显示正常瓣膜开放与狭窄瓣膜开放受限，同时显示了 M 型超声心动图图像。在 M 型切面上寻找中心性关闭线。主动脉瓣开放时，偏心性关闭线及主动脉瓣尖凸起提示二叶主动脉瓣。

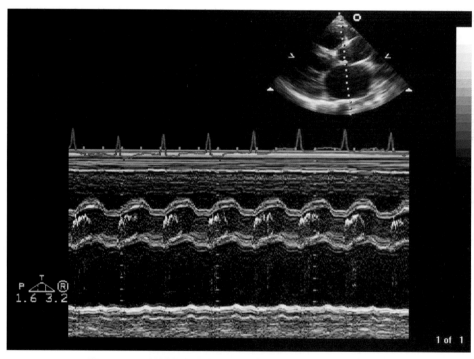

图 5-2　M 型超声心动图显示主动脉瓣开放——正常与狭窄

最佳显示左心室后冻结图像，回放至舒张末期图像，测量室间隔厚度、左心室内径和后壁厚度。确保测量与左心室长轴垂直（图 5-3）。表 5-1 显示了正常值与异常值。

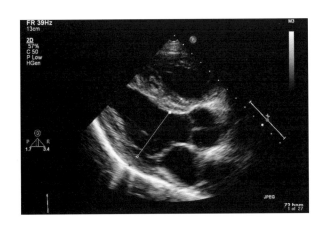

图 5-3 胸骨旁长轴切面静态图像显示舒张末期室壁厚度与心腔大小的测量

© Oxford University Hospitals NHS Foundation Trust 2016, 获批准使用

表 5-1 左心室室壁厚度与心腔大小正常值与异常值

	正常	轻度	中度	重度
左心室室壁厚度舒 张末期室间隔厚度 / 后壁 (cm)	0.6 ～ 1.2	1.3 ～ 1.5	1.6 ～ 1.9	≥ 2.0
左心室舒张末期内径，女性 (cm)	3.9 ～ 5.3	5.4 ～ 5.7	5.8 ～ 6.1	≥ 6.2
左心室舒张末期内径，男性 (cm)	4.2 ～ 5.9	6.0 ～ 6.3	6.4 ～ 6.8	≥ 6.9

局部放大主动脉瓣图像，以内缘法于收缩中期在主动脉瓣口下方 1.8 ～ 2.2cm 处测量左心室流出道直径。面积通过公式 πr^2 计算。测量的正确位置如图 5-4 所示。

收缩中期静态放大图像

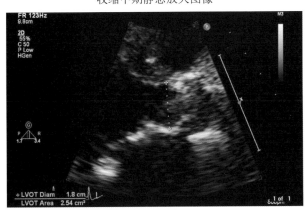

图 5-4 收缩中期测量左心室流出道直径

© Oxford University Hospitals NHS Foundation Trust 2016, 获批准使用

将彩色框置于主动脉瓣处，显示是否合并主动脉瓣反流、瓣下或瓣膜湍流。

2. **胸骨旁短轴切面** 在胸骨旁短轴切面，首先评估瓣叶数目，此外需要描述瓣膜融合与钙化情况。将彩色框置于主动脉瓣处，评估是否合并主动脉反流，可见朝向自己的彩色射流，图 5-5 显示正常三叶主动脉瓣的解剖。

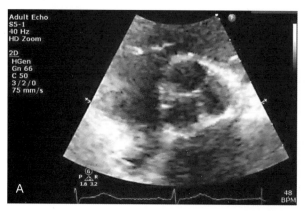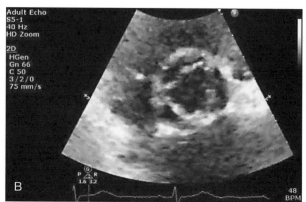

图 5-5　胸骨旁短轴切面显示正常三叶主动脉瓣

© Oxford University Hospitals NHS Foundation Trust 2016, 获批准使用

　　3. 峰值速度与平均压差　主动脉瓣狭窄程度可通过峰值速度、平均压差及由连续方程计算所得主动脉瓣口面积进行分级。在心尖五腔心切面,将连续波多普勒通过主动脉瓣放置于主动脉。观察频谱,测量主动脉前向血流速度。重度主动脉瓣狭窄时,频谱峰值出现在收缩中期。冻结图像,测量频谱最大(峰值)速度。

　　勾勒连续波频谱边缘,超声仪器软件包可以得出平均压差与速度时间积分(velocity time integral, VTI),VTI 为曲线下面积,代表总的血流量。峰值速度与 VTI 测量方法见图 5-6。

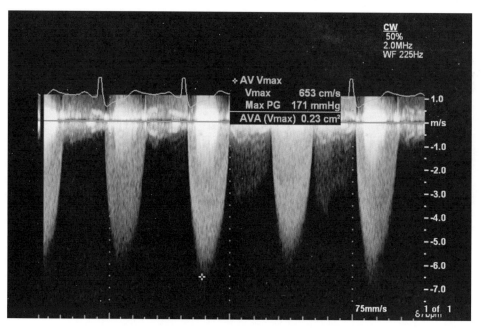

图 5-6　连续波多普勒测量 1 例重度主动脉瓣狭窄患者流出道血流——峰值压差为 171mmHg

© Oxford University Hospitals NHS Foundation Trust 2016, 获批准使用

这些测量通过跨主动脉瓣血流获得，因此，当血流增多时会高估主动脉瓣狭窄程度，如主动脉瓣反流或妊娠时；反之，当血流减少时会低估主动脉瓣狭窄的严重程度。

（四）连续方程

连续方程基于非压缩性液体横截面积与血流速度之积不变的原理，因此测量主动脉瓣狭窄时呈血流依赖性。

将脉冲多普勒置于左心室流出道，回放频谱，选择峰值速度最清晰且速度最快的图像冻结，勾勒频谱边缘获取左心室流出道峰值血流速度（$LVOT_{max}$）及 VTI。注意取样容积不要太接近主动脉瓣，否则会记录到会聚区血流导致高估瓣口面积。

$$AV_{area} \times AV_{VTI} = LVOT_{area} \times LVOT_{VTI}$$

$$AV_{area} = LVOT_{area} \times LVOT_{VTI} / AV_{VTI}$$

（五）无量纲指标

另一种简化多普勒评估主动脉瓣狭窄的方法是通过左心室流出道 VTI 除以主动脉瓣 VTI 获得左心室流出道与主动脉血流比值（表 5-2）。该严重程度指标不依赖于左心室流出道横截面积，但为血流依赖性参数。

表 5-2　多普勒评估主动脉瓣狭窄严重程度

	正常	轻度	中度	重度
峰值速度（m/s）	—	＜ 2.9	3 ～ 3.9	＞ 4.0
平均压差（mmHg）	—	＜ 25	25 ～ 40	＞ 40
主动脉瓣口面积（cm²）	＞ 2	1.5 ～ 2.0	1.0 ～ 1.4	＜ 1.0
无量纲指标	—	0.5	0.25 ～ 0.5	＜ 0.25

改 编 自 Helmut Baumgartner，et al. Echocardiographic assessment of valve stenosis: EAE/ASE recommendations for clinical practice. European Heart Journal. Cardiovascular Imaging, 2008, 10: 1-25.

实践要点

尽可能准确地测量左心室流出道直径与 VTI，因为微小的错误会通过方程式被放大，易于高估主动脉瓣狭窄严重程度。如果可能，可以通过从不同切面测量主动脉瓣峰值速度，以确保未低估真实的峰值速度。

（六）左心室功能与主动脉瓣狭窄

主动脉瓣狭窄最终导致左心室功能降低。当左心室功能不全时，主动脉瓣跨瓣血流会减少。因此，当存在左心室功能不全时，任何依赖于血流的超声心动图参数将会低估主动脉瓣狭窄程度，如多普勒峰值压差与平均压差。

每搏输出量对主动脉瓣狭窄参数的影响　左心室功能降低及主动脉瓣明显异常的患者难于准确确定狭窄程度。可能连续方程得出重度狭窄，而压差仅为中度或轻度狭窄。在某些病例，这是因为主动脉瓣确实重度狭窄，连续方程结果正确，而左心室功能不全使每搏输出量降低导致低压差。反之，在某些病例，左心室功能因其他原因降低时，尽管主动脉瓣无严重狭窄，但因为每搏输出量减少致使主动脉瓣未充分开放，连续方程得出的瓣口面积偏小。

在这些病例中，确定血流与主动脉瓣狭窄关系的最好办法是通过使用正性肌力药物改善左心室功能和增加每搏输出量，代表性药物如多巴酚丁胺。重度主动脉瓣狭窄时，左心室功能改善，每搏输出量增加，但因为主动脉瓣重度狭窄不变，跨瓣压差会增加，而通过连续方程获得的瓣口面积保持不变或更小。非重度狭窄的病例，由于每搏输出量增加，瓣膜充分开放，瓣口面积会增大。

实践要点

危重患者评估主动脉瓣狭窄严重程度时需要综合左心室功能或每搏输出量进行判断，如当左心室功能非常差时，重度主动脉瓣狭窄患者主动脉瓣峰值速度仅为 3m/s。

病例分析

主动脉瓣狭窄合并肺炎

患者，男性，58 岁。因急性气促，咳嗽咳痰伴发热 4d 于急诊科就诊。既往有高血压病史，每日服用 2.5mg 雷米普利 1 次。无吸烟及饮酒史，常于中等强度活动后感到气促。

现病史：低血压（血压 84/50mmHg，平均动脉压 61mmHg），心动过速，心率 104/min，呼吸急促，频率 32/min，非吸入面罩给氧 15L 时氧饱和度 91%。血液炎性标志物增高，C 反应蛋白 254mg/L，白细胞总数 17.5×10^9/L，血液与肝功能正常，急性肾功能损害，尿素 13mmol/L，肌酐 150μmol/L。心电图显示左心室肥厚伴劳损，X 线胸片显示右肺基底段实变。

因患者呼吸频率增快，I 型呼吸衰竭伴 PaO_2 7.4kPa，于急诊室插管并转入 ICU。予以小剂量去甲肾上腺素，起始剂量为 0.05mg/（kg·min），随后予以 2L 晶体复苏液，以异丙酚及芬太尼持续镇静。4h 内，增大去甲肾上腺素用量维持平均动脉压大于 65mmHg，当去甲肾上腺素剂量为 0.5mg/（kg·min）时，患者出现血流动力学不稳定，心动过速，心率 130/min，心电图出现缺血性改变，肢体冰冷伴发绀。

　　当患者低血压进展时，以经胸超声心动图评估心功能，主要表现为中等程度左心室肥厚，左心室大小正常但功能亢进，主动脉瓣钙化，连续方程计算主动脉瓣口面积为 $0.9cm^2$，完全机械通气时下腔静脉塌陷率 > 50%。

　　根据超声心动图发现，予以 250ml 晶体液直至总量达到 2L，1 单位全血至目标量 >10g/L，镇静药物改为吗啡与咪达唑仑，去甲肾上腺素减量为 $0.12mg/(kg \cdot min)$。2h 内患者血压正常，心电图缺血性改变消失。拔管后，重新评估患者瓣口面积，转诊到心脏科考虑行急诊主动脉瓣置换术。

（七）危重症主动脉瓣狭窄治疗

实践要点

（1）固有主动脉瓣病变，其瓣口面积仅能通过手术解决。

（2）心排血量与体循环血管阻力及心功能有关。

（3）使用正性肌力药物增强心功能会增加压差，减少心排血量及肢体与器官灌注。

（4）血管收缩药过量表现为心动过速，导致冠状动脉充盈时间缩短易于诱发心肌缺血，左心室充盈时间缩短减少心排血量。

因此：

（1）避免使用中至大剂量的正性肌力药物及血管收缩药。

（2）使用镇静药物时，小剂量血管收缩药可用于维持体循环血管阻力。

（3）确保足够的氧气、血红蛋白及液体量。

（4）当心室充盈压增高时，可能出现复苏液过量，谨慎超滤可以改善心排血量。

（5）保持体温正常。

（6）呼吸频率增快时减少呼吸频率。

（7）避免使用对心血管有强效影响的镇静药物。

（8）避免使用致心动过速药物。

（9）当心律失常出现时，尽量维持窦性心律。

（10）极少数情况，患者于主动脉瓣置换或瓣膜成形术后才能拔管。

二、二尖瓣狭窄

（一）定义、病因与流行病学

二尖瓣动度降低与增厚时可出现二尖瓣狭窄，导致左心房至左心室血流受阻。因风湿热发病率相对较高，故发展中国家常见。因已消除风湿热，二尖瓣狭窄在英国非移民居民中少见。在老年人中，通常因二尖瓣环逐渐钙化而出现功能性二尖瓣狭窄。超声心动图发现发达国家二尖瓣狭窄的患病率为 0.02% ～ 0.2%。

其他少见病因包括先天性异常、炎性病变如风湿性关节炎、二尖瓣术后或 5- 羟色胺代谢异常。

（二）病理

正常的二尖瓣瓣口面积为 4 ～ 6cm²，开放时无压差。风湿性二尖瓣病变典型表现为瓣膜增厚伴瓣缘联合与腱索融合，导致二尖瓣前叶开放时呈 "曲棍球杆" 样改变。胸骨旁长轴切面正常与风湿性二尖瓣图像见图 5-7。

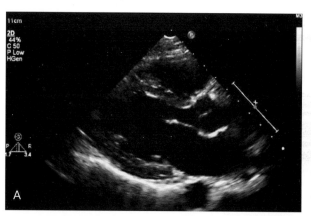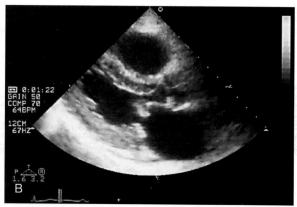

图 5-7　胸骨旁长轴切面显示正常与风湿性二尖瓣

© Oxford University Hospitals NHS Foundation Trust 2016, 获批准使用

在风湿性心脏病中，约 80% 的患者会出现二尖瓣受累。因瓣口狭窄，血流受阻，随着疾病的进展可伴有腱索融合与缩短。

二尖瓣狭窄的血流动力学改变导致舒张期左心房与左心室之间出现压差。长期存在的二尖瓣狭窄导致左心房异常扩大。因为左心房压增高的反向传递，肺动脉高压是二尖瓣狭窄常见的并发症。肺动脉高压可以引起右心室肥厚和增大，三尖瓣反流，右心房压增高，最终导致右心功能衰竭。1/3 的患者可出现收缩功能失常，因二尖瓣狭窄使腔室顺应性降低也可出现舒张功能失常。

（三）超声心动图的评估

需要仔细评估二尖瓣结构与形态，以确定病因，根据瓣膜狭窄的血流动力学改变确定严重程度。二尖瓣狭窄的严重程度可以通过几种方法测量，近期的《指南》推荐使用二尖瓣最狭窄处面积测量法、压差减半时间或二尖瓣跨瓣压差。

1. **形态**　观察二尖瓣病变的最佳切面为胸骨旁长轴切面与短轴切面，重点包括如下几项。

（1）瓣叶活动度与舒张期形态。

（2）瓣叶厚度与钙化；>5mm 为异常。

（3）瓣环钙化提示非风湿性二尖瓣狭窄。

（4）瓣下受累包括腱索与附属物。

（5）寻找二尖瓣狭窄的相关改变，包括右心的改变。

2. **二尖瓣瓣口面积**　在胸骨旁短轴切面，改变图像角度显示瓣叶活动度最大时的瓣尖，记录动态图像，定位于舒张期二尖瓣开放程度最大的图像。在单一图像上显示完整的二尖瓣口，否则测量不准确。追踪二尖瓣口内缘，测量瓣口面积，如图 5-8 所示。

3. **局限性**　二尖瓣口面积测量法相对独立于血流动力学因素，但可能低估疾病的严重程度，尤其是在中至重度二尖瓣狭窄时，因为其测量有赖于良好的几何定位。现代超声心动图三维技术可以克服这一局限性，因其可以确保最佳的二尖瓣瓣尖定位。

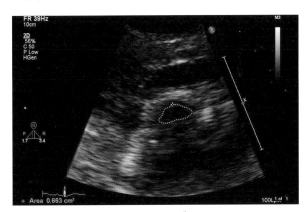

图 5-8　胸骨旁短轴切面二尖瓣瓣尖局部放大图像

© Oxford University Hospitals NHS Foundation Trust 2016，获批准使用

4. **压差减半时间（ms）**　压差减半时间与二维面积测量法互补，测量二尖瓣跨瓣压由峰值降至一半时的时间。于心尖四腔心切面，将连续波多普勒取样线与流入道彩色射流方向平行，尽量减少取样线与射流间夹角。记录频谱，如图 5-9 所示。E 波代表左心室被充盈，A 波在心房纤颤时缺如，代表心房收缩。用 E 波斜率计算压差减半时间。

如果斜率有两个梯度，追踪较为平缓者，由斜率较为平缓部分点对点进行测量。心房纤颤患者，取几个长舒张期测值的平均值。

二尖瓣口面积（MVA）与压差减半时间（$P_{1/2}$）之间关系如下。

$$MVA（cm^2）=220/ P_{1/2}（ms）$$

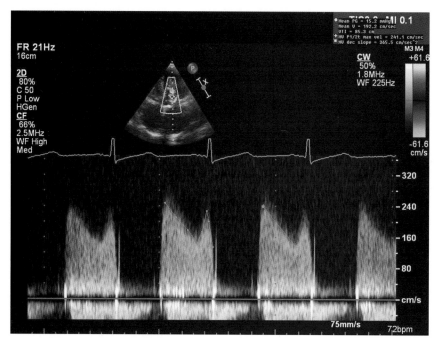

图 5-9　心尖四腔心切面二尖瓣跨瓣多普勒频谱测量压差减半时间与平均压差

© Oxford University Hospitals NHS Foundation Trust 2016, 获批准使用

5. 平均压差(mmHg)　使用同一图像,追踪舒张期二尖瓣血流多普勒频谱轮廓,如图5-9所示。仪器将基于如下公式计算平均压差与峰值压差。

$$压差 = 4 \times 速度^2$$

表 5-3 显示了通过以上超声指标对二尖瓣狭窄严重程度进行分级。

表 5-3　超声心动图评估二尖瓣瓣狭窄严重程度

	正常	轻度	中度	重度
MVA（cm^2）	4.0 ～ 6.0	1.6 ～ 2.0	1.0 ～ 1.5	＜ 1.0
MV $P_{1/2}$（ms）	40 ～ 70	71 ～ 139	140 ～ 219	＞ 220
平均压差（mmHg）		＜ 5	5 ～ 10	＞ 10

改编自 Helmut Baumgartner et al. Echocardiographic assessment of valve stenosis: EAE/ASE recommendations for clinical practice. European Heart Journal: Cardiovascular Imaging, 2008，10: 1-25.

6. 局限性

（1）$P_{1/2}$ 受左心房与左心室顺应性异常影响。

（2）静息时左心室压增高,如左心室肥厚或合并主动脉瓣反流时,会缩短P1/2造成高估瓣口面积。

（3）房间隔缺损时,左心室充盈时部分血液由左心房分流至右心房,也会缩短 $P_{1/2}$ 造成计算所得瓣口面积偏大。

(四) 失代偿原因

通常当二尖瓣瓣口面积小于 1.5cm^2 时，可能会出现气短与疲倦的症状。二尖瓣狭窄时心排血量固定不变，当心排血量增大时，中度以上二尖瓣狭窄患者心排血量储备极低，如容量增多或由败血症或妊娠导致心率和心律改变。

危重症患者的其他表现包括如下几方面。

（1）咯血：由于肺动脉高压和血管淤血或扩张及壁薄的支气管静脉破裂所致。

（2）血栓栓塞：脑栓塞最常见，因心房纤颤、心排血量降低及扩张的左心房与左心耳所致。

（3）感染性心内膜炎（IE）。

（4）右心功能衰竭：可因其他症状进行气管插管与通气所致。

(五) 心率控制与充盈的重要性

二尖瓣狭窄时心动过速是不利因素，舒张期缩短导致左心室充盈时间减少、左心房压增高、右心张力增高及肺水肿。左心室舒张期主动充盈对维持心排血量非常关键，当心房纤颤时缺如，常导致患者病情恶化且症状增多。

当突然出现心房纤颤时，应使用 β 受体阻滞药或钙通道阻滞药控制心率；恢复窦性心律是最终目标，但当左心房重度增大时很难恢复窦性心律。

二尖瓣狭窄伴心房纤颤患者每年脑栓塞的风险为 7%～15%。以华法林正规抗凝，国际标准化比值（INR）目标值为 2.5～3.5。窦性心律但有静脉血栓病史的患者也需要进行抗凝治疗。

通过二尖瓣球囊扩张术或二尖瓣置换术解除梗阻是二尖瓣狭窄唯一明确的治疗方法。

实践要点

明显二尖瓣狭窄的危重患者耐受性差,若合并难治性肺水肿需要考虑早期行扩张术治疗。

病例分析

心血管负荷状态二尖瓣手术干预

27 岁莫桑比克孕妇，妊娠 24 周因气短于急诊科就诊。患者窦性心律，心率 110/min，血压 96/40mmHg，MAP 59mmHg。胸部听诊显示二尖瓣区 4/6 级舒张期杂音及吸气时细捻发音。血液检查结果显示正常红细胞性贫血，血红蛋白（Hb）100g/L。其他全血细胞计数及肾功能正常。心电图显示二尖瓣型 P 波及右心室肥大。X 线胸片显示肺水肿。

经胸超声心动图检查显示二尖瓣狭窄（图 5-10），伴有肺动脉高压，MVA 为 $1.0cm^2$，$P_{1/2}$ 为 200ms，平均压差 10mmHg。

初始治疗包括转诊至重症监护室，静脉注射拉贝洛尔，呋塞米 20mg 静脉推注，低分子量肝素防止卒中。但尽管卧床休息，患者症状仍进行性发展，于妊娠 28 周行二尖瓣球囊扩张术。术后 MVA 为 $1.6cm^2$，平均压差 5mmHg，平安度过妊娠期。

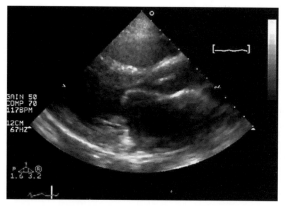

图 5-10　胸骨旁长轴切面显示孕妇二尖瓣狭窄

© Oxford University Hospitals NHS Foundation Trust 2016, 获批准使用

三、二尖瓣及主动脉瓣反流

简介

瓣膜反流对心血管系统的影响受发病速度、并发症及初始干预影响，如表 5-4 所示。大多数反流病变为慢性，进展缓慢。慢性病变时心脏重构代偿维持正常心排血量；容量负荷过重导致逐渐出现代偿性肥厚、扩张及每搏量增加。急性病变可能突然出现失代偿。明确病变机制与发展快慢是引导治疗与预后的关键。

表 5-4　反流病变血流动力学影响因素

主要病变	反流或狭窄
发病速度	急性或慢性
基础疾病	心肌缺血、高血压或左心室肥厚
心律失常	心房纤颤
合并症	影响右心的肺部疾病
现病史	败血症、血容量过多
干预	麻醉、正压机械通气、升压药物或正性肌力药物

改编自 Newton J, Sabharwal N, Myerson S，et al. Oxford Specialist Handbooks in Cardiology.Valvular Heart Disease, 2011:4.

四、主动脉瓣反流

（一）解剖

主动脉瓣呈三叶流出道型瓣膜，将左心室与主动脉分离开。尽管没有明显解剖或组织学上的环状结构，瓣叶附着处被称为瓣环。每个瓣叶大小相似，瓣尖有一小结（半月瓣结）。每一瓣叶上方为乏氏窦，突出于主动脉根部，冠状动脉起源于此。瓣叶与相应的窦部按窦部起源的冠状动脉命名（右、左及无）。

主动脉窦部于主动脉瓣上方与升主动脉融合处为窦管交界。主动脉瓣、主动脉窦、主动脉瓣环与窦管交界共同构成主动脉根部。主动脉瓣下为左心室流出道，包括室间隔膜部、二尖瓣前叶及左心室前壁。

（二）病因

由于瓣叶、主动脉根部或两者皆出现病变时，主动脉瓣叶对合不良导致主动脉瓣反流。慢性主动脉瓣反流的病因包括瓣膜退变、主动脉根部扩张（有或无二叶主动脉瓣）、风湿性心脏病、结缔组织或风湿性疾病。主动脉根部扩张是最常见的病因且常为特发性。

急性主动脉瓣反流常由感染性心内膜炎所致，也可由外伤后瓣膜破裂或由任何病因导致主动脉夹层所致。病因可能重叠，如二叶主动脉瓣可因为瓣叶病变及主动脉根部逐渐扩张导致慢性主动脉瓣反流，也可因主动脉夹层导致急性主动脉瓣反流。慢性反流一般耐受性较好，而急性反流常迅速导致心血管失代偿。

急性重度主动脉瓣反流是外科急症，但及时准确的诊断可能困难重重。检查可能难以发现急性主动脉瓣反流（相对于慢性主动脉瓣反流），可能无特异性临床表现。结果可能将急性主动脉瓣反流误诊为其他急症，如败血症、肺炎或非瓣膜性心力衰竭。

（三）病理生理

1. **慢性主动脉瓣反流**　当主动脉瓣舒张期对合不良时，左心室部分每搏输出量由主动脉反流至左心室。结果左心室舒张末期容积增大，室壁张力增加，导致左心室代偿性离心性肥厚。左心室容积增大，顺应性增加，舒张末压保持正常。

这些反流时的适应有助于维持有效的每搏输出量和心排血量。然而由于反流使舒张压降低，收缩压增高，每搏输出量增加，导致脉压差增大，临床出现典型的"水冲脉"。通常，疾病进展缓慢，死亡率低，长期无症状。但是，部分患者最终发展为重度主动脉瓣反流，随后出现左心室扩张，收缩功能障碍，最终出现心力衰竭。

2. **急性主动脉瓣反流**　急性主动脉瓣反流时，心室大小正常导致与反流量相关的舒张末压明显增高。与慢性主动脉瓣反流不同，正向每搏输出量减少导致收缩压降低，脉压差降低。事实上，以脉压差评估反流程度可能明显低估急性主动脉瓣反流的严重程度。左心室舒张压增高使二尖瓣提前关闭，左心室充盈减少，若之前存在左心室舒张功能障碍将使这种失代偿更为明显。冠状动脉舒张期血流减少，舒张末压增加及心动过速所致心肌耗氧增加可能诱发冠状动脉缺血。代偿性心动过速可能在最初保持心排血量，但最终可能继发心源性休克及肺水肿。

（四）超声心动图评估主动脉瓣反流

超声心动图检查可以确诊主动脉瓣反流，评估主动脉瓣反流严重程度、主动脉解剖与大小、肺动脉压增高及右心室与左心室大小与功能。

二维超声心动图评估如下。

（1）瓣膜解剖：瓣叶是否三叶。

（2）收缩期凸起：非对称性闭合线提示二叶主动脉瓣。

（3）瓣缘联合融合（风湿性心脏病）。

（4）瓣叶动度、钙化或增厚。

（5）赘生物或主动脉根部脓肿（感染性心内膜炎）。

（6）左心室流出道与主动脉根部解剖：瓣环、窦部及窦管交界径线。

（7）夹层。

（8）并存先天性心脏病（如室间隔缺损）。

（9）左心室结构与功能，尤其是腔室大小：有助于确定急性或慢性（增大提示慢性）及预后。

（10）是否存在离心性肥厚。

（11）左心室功能（功能降低提示严重主动脉瓣反流）。

实践要点

急性重度主动脉瓣反流可能存在主动脉夹层。主动脉夹层时内膜片撕裂分离，出现起源于内膜撕裂处的假腔。主动脉夹层向远心端及近心端蔓延，可累及分支血管、主动脉瓣及心包，导致心肌缺血、主动脉瓣反流及心脏压塞。经胸超声心动图可以及时诊断主动脉夹层，对提高生存率至关重要。撕裂内膜片显示为飘动的线性结构，在任何主动脉切面上其动度均与主动脉壁无关（胸骨旁切面、剑突下切面及胸骨上窝切面）。假腔内血流与真腔不同，假腔内血流暗淡。注意排除继发的并发症；测量主动脉根部（胸骨旁切面）、主动脉弓与降主动脉（胸骨上凹切面）及腹主动脉（剑突下切面），检查心包，评估左心室，定量主动脉瓣反流。注意经胸超声心动图检查结果阴性并不能完全排除夹层，当高度怀疑主动脉夹层时，需要考虑进一步行 CT 或经食管超声心动图检查。

（五）多普勒评估

1. 彩色多普勒 彩色血流多普勒技术检测主动脉瓣反流具有高敏感性（图 5-11），准确可视化并定性评估反流。彩色可用于评估反流血流为向心性、偏心性或两者皆有，是否来自于穿孔。

左心室腔内反流束长度用于评估主动脉瓣反流不可靠，因为多种因素会影响彩色射流长度，包括仪器设置、湍流及偏心性反流。彩色多普勒主要用于定性评估主动脉瓣反流严重程度，是其他评估方法的补充。

2. 流颈 流颈宽度是指左心室流出道主动脉瓣水平彩色血流束最窄处宽度，位于血流

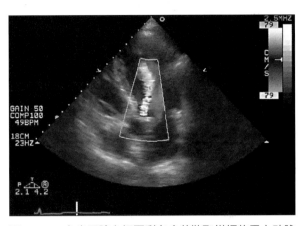

图 5-11 心尖五腔心切面彩色多普勒取样框位于主动脉瓣及左心室流出道显示向心性主动脉瓣反流入左心室
© Oxford University Hospitals NHS Foundation Trust 2016, 获批准使用

会聚区稍下方，近似于反流口直径。应于胸骨旁长轴切面局部放大图像进行测量。当增益设置不当或分辨率低时测值常会偏小，当存在多束反流或反流口不规则时测量结果不可靠（图 5-12）。当测量垂直于射流束而不是左心室流出道时，可准确评估偏心性反流。流颈宽度 <0.3cm 提示轻度主动脉瓣反流，流颈宽度＞0.6cm 提示重度主动脉瓣反流。

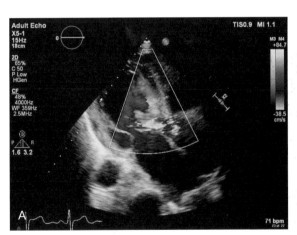
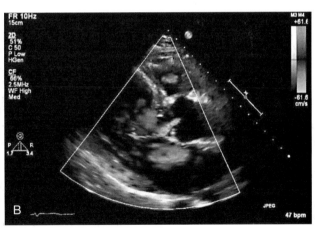

图 5-12 胸骨旁长轴切面彩色多普勒取样框置于左心室流出道显示主动脉瓣反流
© Oxford University Hospitals NHS Foundation Trust 2016, 获批准使用

3. 流颈宽度与左心室流出道直径比 流颈宽度相对左心室流出道直径比可用于评估主动脉瓣反流严重程度。与测量流颈宽度相似，于胸骨旁长轴切面局部放大图像进行测量，应用彩色 M 型尽可能提高空间与时间分辨率（图 5-13）。

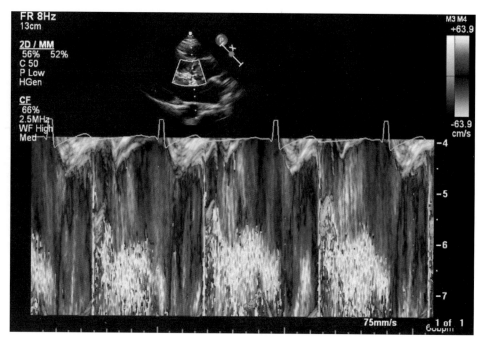

图 5-13 M 型彩色多普勒评估左心室流出道反流宽度

反流束宽度与左心室流出道直径比 < 25% 提示轻度主动脉瓣反流，> 65% 提示重度主动脉瓣反流。应用 M 型超声心动图在同一切面测量左心室流出道与流颈宽度，偏心性反流可能低估主动脉瓣反流严重程度。因反流束向血流会聚区远端扩散，若测量位置太远可能高估主动脉瓣反流严重程度。

4. 压差减半时间与减速斜率 反流速度减速斜率与主动脉瓣反流严重程度呈正比；反流越重，主动脉与左心室之间压力更快平衡。$P_{1/2}$ 是指主动脉瓣跨瓣压力降至一半时所需时间，通过峰值速度与减速斜率测量。于心尖五腔心切面，将连续波取样线平行于彩色反流束进行测量。多普勒取样线应通过反流口并与反流束长轴平行；偏心性反流时可能需要使用非标准切面。

测量峰值速度（通常为 4 ~ 6m/s）与曲线平缓部分斜率。$P_{1/2}$ 常与减速斜率负相关——$P_{1/2}$ 越短，斜率越大（图 5-14）。$P_{1/2}$ > 500ms 提示轻度主动脉瓣反流，$P_{1/2}$ < 200ms 提示重度主动脉瓣反流。急性主动脉瓣反流时，$P_{1/2}$ 能更准确地反映主动脉瓣反流严重程度。慢性进展性主动脉瓣反流，左心室随反流量增多逐渐增大，使压力降低而 $P_{1/2}$ 延长。频谱辉度也可以反映主动脉瓣反流严重程度——当辉度与收缩期频谱相同，严重程度增加。

5. 脉冲多普勒容量法 主动脉瓣反流时，若没有明显的二尖瓣反流，左心室流出道每搏输出量多于二尖瓣前向血流量。因此，主动脉瓣反流量等于左心室流出道每搏输出量（$LVOT_{SV}$）与二尖瓣搏出量（MV_{SV}）之差。

$$LVOT_{SV} = CSA_{LVOT} \times VTI_{LVOT}$$

$$MV_{SV} = CSA_{MV} \times VTI_{MV}$$

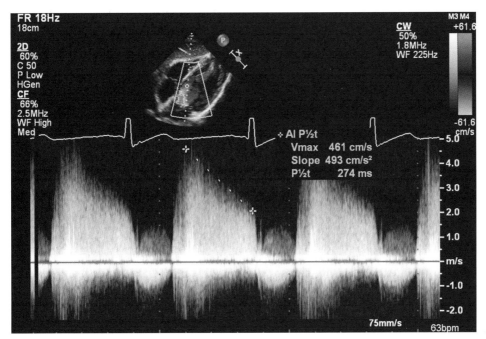

图 5-14　连续波多普勒测量主动脉瓣反流压差减半时间

通过脉冲波多普勒测量 VTI，瓣叶开放时局部放大图像测量直径。

$$CSA_{LVOT} = \pi \times （LVOT 直径 /2）^2$$

$$CSA_{MV} = \pi \times （MV 直径 /2）^2$$

计算容易出现误差，常不适用于快速评估主动脉瓣反流严重程度。

（六）评估主动脉瓣反流支持性指征

1．**连续波多普勒测量主动脉瓣反流速度**　心尖三腔心切面或心尖五腔心切面显示反流连续波频谱，辉度反映主动脉瓣反流量，若辉度与正向血流相同提示重度主动脉瓣反流。

2．**舒张期反向血流**　脉冲波多普勒检测降主动脉上段（胸骨上凹切面）可能发现主动脉舒张早期反向血流，正常人也可能出现。随着主动脉瓣反流严重程度增加，舒张期反向血流持续时间更长，速度更快，全舒张期血流反向提示至少为中度以上主动脉瓣反流。VTI>15cm 提示重度主动脉瓣反流。彩色 M 型也有助于评估血流方向（图 5-15）。

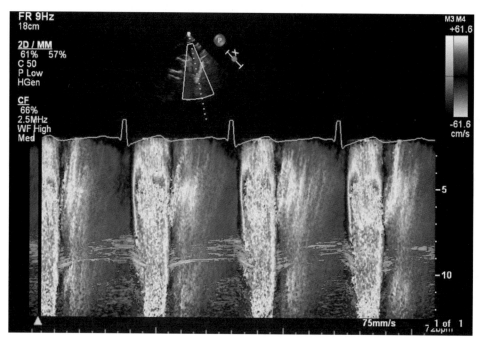

图 5-15　胸骨上凹彩色 M 型超声心动图显示降主动脉血流。重度主动脉瓣反流可见全舒张期反向血流

© Oxford University Hospitals NHS Foundation Trust 2016, 获批准使用

（七）超声心动图综合评估主动脉瓣反流

表 5-5 显示了主动脉瓣反流的超声直接征象与间接征象及分级标准。

表 5-5　主动脉瓣反流的超声直接征象与间接征象及分级标准

定量参数	轻 度	中 度	重 度
流颈宽度（cm）	＜ 0.3		＞ 0.6
流颈宽度与左心室流出道直径比（%）	＜ 25		≥ 65
反流量（ml）	≤ 30	31 ～ 59	≥ 60
反流分数（%）	≤ 30	31 ～ 49	≥ 50
反流口面积（cm²）	≤ 0.10	0.11 ～ 0.29	≥ 0.30
压差减半时间（ms）	＞ 500		＜ 20
舒张末期速度（降主动脉上段）（cm/s）			≥ 20
支持性指征			
降主动脉舒张期反向血流	轻度	轻度与重度之间	全舒张期
左心室形态	正常		扩张 ± 肥厚

引自 Echocardiography: guidelines for Valve and Chamber Quantification. British Society of Echocardiography, London, 2012. http://www.bsecho.org/media/40506/chamber-final-2011_2_.pdf.

（八）危重症主动脉瓣反流

轻至中度主动脉瓣反流在 ICU 常见，通常耐受性良好。以主动脉瓣反流作为原发病因在 ICU 入院，通常为急诊，如主动脉瓣感染性心内膜炎或主动脉夹层。此时，超声心动图可能发现如下情况（图 5-16）。

（1）高动力性左心室，内径不大。

（2）二尖瓣提前关闭，胸骨旁长轴切面 M 型可见二尖瓣震颤。

（3）彩色多普勒显示主动脉瓣反流。

急性重度主动脉瓣反流药物治疗因以下原因受限。

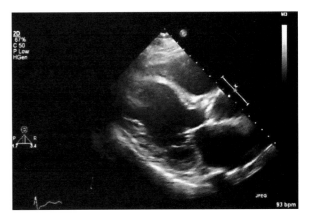

图 5-16　急性重度主动脉瓣反流继发于主动脉瓣感染性心内膜炎

© Oxford University Hospitals NHS Foundation Trust 2016，获批准使用

①血管加压药物可能导致主动脉瓣反流程度加重。

②主动脉瓣反流已导致心肌耗氧量增加，正性肌力药物增加心肌耗氧量并缩短舒张期，减少冠状动脉充盈时间，增加冠状动脉缺血风险。

③镇静药物对心肌普遍具有直接负性肌力效应且引起心动过缓，可能导致舒张期主动脉瓣反流时间延长。

实践要点

病史与临床检查引导超声心动图检查进行诊断。

（1）使用对心肌直接效应有限的镇静药物，避免使用异丙酚。

（2）使用小剂量血管加压药物和正性肌力药物维持心血管稳态，大剂量可能导致心血管功能衰竭。

（3）心率低于 80/min 治疗心动过缓。

（4）早期与外科医生探讨，因为手术治疗是唯一确切的治疗方式。

有时，有些危重症患者可能合并慢性重度主动脉瓣反流。

超声心动图检查结果与瓣膜病变病程有关，因此可能发现急性主动脉瓣反流直至长期大量反流所致左心室增大与功能衰竭。慢性重度主动脉瓣反流伴左心室增大与功能失常合并全身性病因可能导致心血管功能衰竭，如出血或败血症。

病史与临床检查引导超声心动图检查早期诊断。

（1）当患者需要进一步使用多器官支持时，治疗抉择需要考虑到慢性重度主动脉瓣反流伴左心室增大与功能失常的超声心动图发现。

（2）当必须使用多器官支持时，心血管系统处理原则与急性主动脉瓣反流相同。

（3）维持中等程度体循环阻力，避免任何原因所致的心动过缓。

五、二尖瓣反流

二尖瓣是所有心脏瓣膜中解剖与生理最复杂的瓣膜。二尖瓣呈二叶，瓣环呈马鞍型，舒张期开放，允许血流通过大瓣口由低压的左心房流到左心室。收缩期时，附着于左心室乳头肌上结构复杂的腱索牵拉瓣叶，防止瓣叶从高压的左心室向低压的左心房脱垂和反流。

二尖瓣关闭是一种主动运动——收缩期运动产生的闭合力作用于瓣叶下表面与乳头肌 / 腱索结构的牵拉力相对抗使二尖瓣关闭。二尖瓣功能正常依赖于正常形态、几何结构及所有组成部分的协调性。

（一）原发性（器质性）二尖瓣反流

原发性二尖瓣反流病因为瓣膜异常。左心室慢性容量负荷过重，EF 增加，部分每搏输出量会反流至左心房；在这种情况下，"正常" EF 提示左心室功能障碍。久而久之，左心室与左心房增大。室壁张力越高，导致腔室（二尖瓣瓣环）进一步扩张，可能使二尖瓣反流恶化。进展性二尖瓣反流导致收缩功能失常及左心室功能衰竭。最终，左心房压力增高导致肺静脉压增高与肺动脉高压，常见于继发性二尖瓣反流。

退行性（黏液性）二尖瓣反流是西方国家最常见的二尖瓣反流病因。尽管瓣叶运动正常，由于瓣环钙化与增大或瓣叶钙化与增厚或二尖瓣脱垂（MVP）或连枷部分的过度运动，退行性改变导致二尖瓣反流。MVP（收缩期瓣叶低于二尖瓣瓣环水平＞2mm）是退行性二尖瓣反流最常见表现。连枷样二尖瓣时，部分瓣叶脱入左心房，常伴腱索断裂，导致重度二尖瓣反流。

感染性心内膜炎是二尖瓣反流的少见病因，瓣膜赘生物、腱索断裂、瓣周脓肿、瓣叶瘤或瓣叶穿孔继发瓣叶对合不良导致二尖瓣反流。风湿性、炎性及医源性二尖瓣反流相对少见。

（二）继发性（功能性）二尖瓣反流

功能性或缺血性二尖瓣反流（IMR）用于描述继发性二尖瓣反流时常可互换，继发性二尖瓣反流是指无瓣叶异常的二尖瓣反流。左心室部分或整体负性重构（缺血或非缺血性）导致后内侧乳头肌移位及瓣环扩张。二尖瓣叶受移位乳头肌牵拉导致收缩期二尖瓣叶运动受限及对合不良（图5-17）。

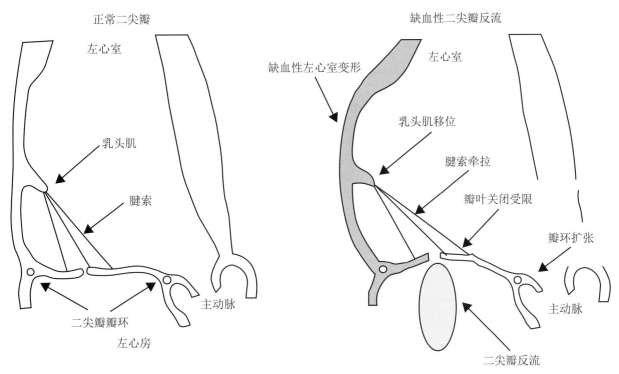

图 5-17 左心室几何形态改变如何导致二尖瓣反流

引自 Progress in Cardiovascular Diseases,57,1. Zeng X, Tan TC, Dudzinski DM, et al. Echocardiography of the mitral valve, 2014:55-73.

（三）急性二尖瓣反流

急性自体二尖瓣反流病因可能是结构性或功能性，如表 5-6 所示。机制包括乳头肌断裂（急性心肌梗死或外伤）或腱索断裂（黏液性疾病、感染性心内膜炎、风湿性二尖瓣疾病或外伤）所致连枷进展，瓣叶破裂（感染性心内膜炎）或慢性（动态）二尖瓣反流急性期（详见后面章节）。

急性二尖瓣反流的血流动力学表现反映了左心房与左心室对二尖瓣反流缺乏适应。无顺应性的左心房内容量突然增加导致左心房压增高及后续的肺水肿。因左心室不大，大部分血液反流，正向血流减少。临床表现动态改变并快速进展至心源性休克，外周阻力增高时恶化；二尖瓣反流加重，心排血量降低，随后出现心血管功能衰竭。

表 5-6　二尖瓣反流分类

	原发性（器质性）	继发性（功能性）
急性	连枷样二尖瓣 乳头肌断裂（外伤、梗死） 腱索断裂 感染性心内膜炎 瓣膜穿孔	急性局部或整体缺血或梗死 心室不同步 新发左束支传导阻滞 临时右心室起搏 急性 LVOT 梗阻 肥厚型心肌病 Takotsubo / 心尖球囊样综合征 低血容量
慢性	退行性（黏液性） Carpentier Ⅰ型［瓣环和（或）瓣叶钙化］ Carpentier Ⅱ型［MVP，连枷样二尖瓣（腱索断裂）］ 感染性心内膜炎 瓣叶对合不良（赘生物、脓肿） 风湿性 先天性	慢性缺血性二尖瓣反流（CIMR） 非缺血性心肌病［左心室扩张和（或）收缩功能障碍］ 长期右心室起搏

改编自 Dudzinski DM，Hung J. Echocardiographic assessment of ischemic mitral regurgitation. Cardiovascular Ultrasound, 2014，12:46.）

（四）超声心动图评估二尖瓣反流

超声心动图评估二尖瓣反流的重点为确定机制及是否为急性。应用二维超声心动图于所有 4 个标准经胸切面仔细检查病变瓣膜与腔室，应用多普勒技术辅助定量评估严重程度。

1. **二维与 M 型**　二维与 M 型超声心动图用于评价瓣膜及瓣下装置结构，重点检查以下内容。

（1）瓣膜形态：寻找黏液样变性、风湿性瓣膜疾病、增厚或钙化证据。

（2）瓣膜动度：脱垂或连枷；收缩期与舒张期运动受限；收缩期牵拉或隆起。

（3）瓣膜完整性：穿孔。

（4）瓣膜对合不良。

（5）瓣膜赘生物：位置、动度、大小。

（6）腱索形态：退变 / 钙化征象，破裂。

（7）乳头肌完整性。

（8）瓣环大小。

（9）左心房增大是慢性改变的标志。

（10）左心室大小、形态与功能：大小、收缩期功能、室壁节段性运动异常。

（11）右心评估：右心室功能，肺动脉高压证据。

2. **多普勒评估**　通过多普勒定量评估二尖瓣反流严重程度，可能是超声心动图最富有挑战性的任务之一。评估反流包括 3 个成分：近端血流会聚区或近端等速表面积（PISA）、流颈及远端反流束。近端血流会聚区出现在反流口上游。流颈代表瓣膜最狭窄处或瓣叶远端，它是由血流定义的有效反流口面积（EROA）而不是由解剖定义的解剖瓣口面积。远端反流束代表最终进入左心房血流。

3. **彩色多普勒反流束面积**　彩色多普勒检测左心房可最简便地评估反流束——实质上，反流束大小与左心房大小相关。心尖四腔心切面是最佳切面，反流束面积（JA）表示为最大 JA 与左心房面积比，左心房面积与最大 JA 在同一帧图像测量，如图 5-18 所示。最大 JA 应由多个切面测量后取均值。

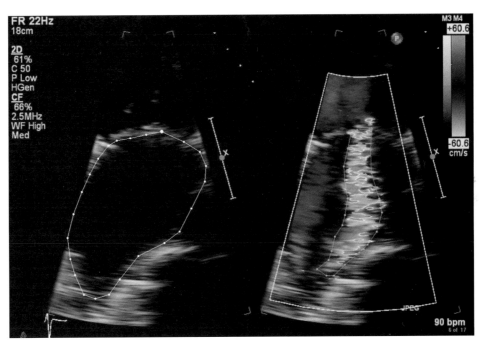

图 5-18　心尖四腔心切面测量二尖瓣反流束面积与左心房面积比
© Oxford University Hospitals NHS Foundation Trust 2016, 获批准使用

多切面图像同时可以评估如下几项。

（1）反流束方向（偏心性反流束常提示对侧瓣叶病变）。

（2）反流机制［中央性、瓣叶穿孔处及收缩期前向运动（SAM）等］。

（3）瓣叶数目。

反流束面积仅提供严重程度参考，需要通过其他参数校正。

潜在局限性包括如下几项内容。

（1）设置错误：增益设置偏低可能高估严重程度。

（2）偏心性反流：反流束沿心房壁分散导致低估。

（3）反流束方向：跨图像平面的反流可能会低估。

（4）反流束挟带血液可能导致高估。

4. 流颈　测量流颈宽度估计 EROA。应在垂直于对合平面的切面进行测量，如胸骨旁长轴切面或心尖四腔心切面以避免高估。由于流颈宽度小，易因增益设置不当和低分辨率出现误差，微小的绝对测量误差可导致严重的错误结果。其他局限性包括当存在多束反流及非规则形状瓣口时导致低估了二尖瓣反流。

5. 近端等速表面积（PISA）评估　PISA 法基于流体动力学原理，当血流通过环形瓣口时，形成表面积逐渐减小而速度逐渐增大的同心半球形。二尖瓣反流时，PISA 是左心室侧近端朝向二尖瓣叶的半球形，瓣口即瓣叶水平的反流口。

假设一等速半球形，二尖瓣反流速度等于半球形表面积与混叠速度之积。半球表面积等于 $2\pi r^2$，其中 r 是半球形半径。可由以下公式得出 EROA。

$$EROA = \frac{（PISA 面积 \times 混叠速度）}{MR 峰值速度}$$

局部放大 PISA 处扇角与深度，最佳化彩色分辨率，沿血流方向将尼奎斯特极限基线调至速度 20～40cm/s 可最准确且高重复性地测量 PISA（图 5-19）。

EROA ＜ 0.2 为轻度二尖瓣反流，EROA ≥ 0.4 为重度二尖瓣反流。因其复杂性，这种方法对于危重患者并不实用。

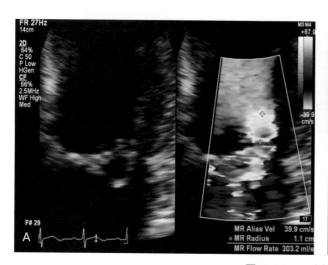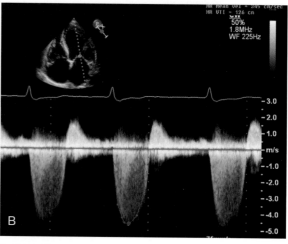

图 5-19　二尖瓣反流定量

6. **脉冲多普勒评估容量**　腔室流入血流量与流出血流量之差（每搏输出量）即反流量。经典的二尖瓣反流量（MR_{vol}）计算方法是以二尖瓣流入血流量减去主动脉流出血流量。任意瓣跨瓣搏出量通过横截面积乘以该处血流速度计算得出，与连续方程相同。

心尖四腔心切面测量二尖瓣瓣环直径，胸骨旁长轴切面测量 LVOT 直径。

$$SV_{MV} = CSA_{MV} \times VTI_{MV}$$

$$SV_{LVOT} = CSA_{LVOT} \times VTI_{LVOT}$$

$$MR_{vol} = SV_{MV} - SV_{LVOT}$$

二尖瓣反流分数计算如下。

$$RF = (MR_{vol}/MV_{SV}) \times 100$$

测量绝对值及其假设使这种方法结果变异性大，与 PISA 法相同，急诊时，这种方法比较麻烦。

（五）评估二尖瓣反流的支持性指征

1. **肺静脉正向血流模式**　肺静脉正向血流模式随二尖瓣反流严重程度变化。收缩期与舒张期均可见正向血流，正常情况下，收缩期（S）波稍大于舒张期（D）波。在心尖四腔心切面检测肺静脉，取样容积置于静脉内 1cm。随二尖瓣反流严重程度增加，S 波逐渐减小，低于 D 波，最终反向（图 5-20）。

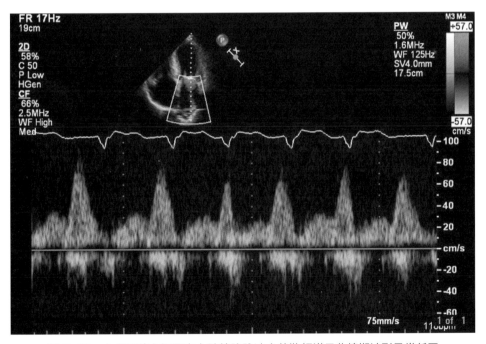

图 5-20　心尖四腔心切面右上肺静脉脉冲多普勒频谱示收缩期波形异常低平
© Oxford University Hospitals NHS Foundation Trust 2016, 获批准使用

2. **连续波多普勒测量二尖瓣反流速度** 在心尖四腔心切面，将连续波多普勒取样线平行于二尖瓣反流束可定性评估反流量。连续波多普勒信号辉度及完整性与二尖瓣反流严重程度相关。在非常严重的二尖瓣反流时，LV 与 LA 之间压差很快平衡不仅导致信号速度降低，同时改变二尖瓣连续波频谱形态——由特征性抛物线形转变为 V 形。

3. **其他支持性指征** 右心室收缩压增高反映明显的二尖瓣反流进入肺静脉系统。无二尖瓣狭窄时，二尖瓣正向血流速度增高（E 波速度增大）也提示明显的二尖瓣反流。左心房与左心室腔室大小与长期二尖瓣反流有关。

（六）超声心动图综合评估二尖瓣反流

表 5-7 显示了二尖瓣反流的超声直接征象与间接征象及分级标准。

表 5-7　二尖瓣反流的超声直接征象与间接征象及分级标准

定量参数	轻　度	中　度	重　度
流颈宽度（cm）	＜ 0.3		≥ 0.7
PISA 半径 CM（尼奎斯特 40cm/s）	＜ 0.4		＞ 1.0
反流量（ml）	≤ 30	31～59	≥ 60
反流分数（%）	≤ 30	31～49	≥ 50
反流口面积（cm^2）	＜ 0.20	0.21～0.39	≥ 0.40
MV 正向血流$^{(VTI)}$/LVOT$^{(VTI)}$			＞ 1.4
支持性指征			
肺静脉血流	收缩期为主	轻度与重度之间	舒张期为主
E/A 比值	A 波为主		E 波为主（＞ 1.2m/s）
连续波多普勒信号形态	抛物线形，辉度低		三角形，辉度高
左心房与左心室形态			LA 与 LV 增大

引自 Echocardiography: guidelines for Valve and Chamber Quantification. British Society of Echocardiography, London, 2012 . http://www.bsecho. org/media/ 40506/chamber-final-2011_2_.pdf.

（七）危重症二尖瓣反流动态变化

无论何种病因所致反流，危重症患者二尖瓣反流严重程度可见动态变化。

二尖瓣反流恶化因素：左心室整体做功减少及左心室后负荷增加。

（1）心动过速或心律失常。

（2）体循环血管阻力增高。

（3）分布异常性休克。

（4）短暂心肌缺血：左心室几何结构与功能负性影响。

（5）液体负荷。

（6）任何增加心肌耗氧因素，如药物过量或脓肿。

二尖瓣反流减轻因素：左心室整体工作负荷及后负荷减少。

（1）血管扩张药物。

（2）超滤。

（3）负性肌力镇静药物。

（4）有创通气与无创通气：作用于右心室流出道减少左心室负荷。

血流动力学改变使得二尖瓣反流在危重症患者难以准确评估。例如，当患者处于镇静与通气状态时可能二尖瓣反流轻微，但当这些因素改变后可能出现明显的二尖瓣反流。在不同负荷状态下进行超声心动图检查是二尖瓣反流程度评估的关键，尤其是对于机械通气无法脱机的患者，应在自主呼吸试验时重复检查。

当二尖瓣反流导致心血管功能衰竭或无法脱机时，应最佳化以下循环成分。

（1）最小化液体负荷。

（2）避免心动过速。

（3）维持窦性心律。

（4）扩张血管。

（5）避免高体循环阻力。

（6）使用无创或有创通气减少心室负荷，维持血流动力学平衡。

乳头肌断裂 / 连枷样二尖瓣时，不适于进行这些测量，推荐马上转诊到外科。在急性瓣膜严重毁损时，尽管未建立体外循环，气管插管与通气风险很高，但这可能是唯一的办法。应缓慢诱导麻醉并以苯二氮䓬类药物镇静为主，避免影响体循环阻力与左心室功能。

实践要点

左心室几何结构及功能与二尖瓣解剖的相互影响，以及前负荷、后负荷与心率均可影响二尖瓣反流分级。评估病变严重程度必须考虑血流动力学状况，必要时，改变后负荷进行二尖瓣功能动态评估。

六、感染性心内膜炎的诊断与治疗

（一）定义

感染性心内膜炎（IE）是指细菌感染异常瓣膜内膜，导致纤维蛋白、血小板、白细胞及细菌聚集形成赘生物及感染，随后瓣膜毁损，脓肿形成。

IE 有多种分型方式，实用分型如下。

（1）自体瓣膜或人工瓣膜。

（2）左心或右心感染。

（3）相关设备，包括起搏器或导管。

（4）社区获得性。

（5）复发性。

（6）血培养阴性。

药物及手术治疗后，IE 整体死亡率仍高达 25% 左右。

（二）病因

尽管 IE 在正常自体瓣膜也可发生，但更常见于瓣膜或内膜有病变的患者中。心内膜炎高风险患者包括如下几种。

（1）任何类型的人工瓣膜。

（2）既往 IE 史。

（3）复杂先天性心脏病。

（4）左向右心内分流。

增加 IE 患病风险的因素包括如下几种。

（1）静脉内用药。

（2）严重口腔疾病。

（3）糖尿病。

（4）免疫抑制药。

（5）肾衰竭。

（6）妊娠。

（7）中心静脉置管。

IE 绝大多数由细菌感染所致，多为革兰阳性球菌，如金黄色葡萄球菌、表皮葡萄球菌、链球菌及肠球菌，革兰阴性菌感染少见，真菌感染常仅见于严重免疫抑制。

亚急性细菌性心内膜炎现少见，大多数病例为急性，金黄色葡萄球菌感染多见，形成进行性发展、迅速增大及破溃的赘生物，伴有高栓塞风险及高死亡率。静脉用药者及血管内置管或起搏器患者，IE 发病率增加。

（三）诊断标准

若怀疑 IE，按临床表现、微生物及超声心动图检查结果依序进行综合诊断。疑似 IE 患者最重要的检查是在抗生素使用前进行多次血培养。

确诊标准为改良 Duke 标准（表 5-8），至少应符合以下之一。

（1）2 项主要标准。

（2）1 项主要标准与 3 项次要标准。

（3）5 项次要标准。

疑似 IE 患者，需要及时进行血微生物培养及经胸超声心动图检查。

（四）经胸超声心动图评估

经胸超声心动图对 IE 的诊断率仅为 50% ～ 60%，因此阴性结果并不能完全排除 IE。其他病变也可能出现假阳性结果，如腱索断裂、弹力纤维瘤或增厚的结节可能被误认为赘生物。

赘生物的典型特征包括如下几种。

（1）质地与心肌相似，回声不强。

（2）瓣膜上方，即二尖瓣左心房侧（图 5-21）。

（3）往复运动，脱入上方心腔。

（4）分叶状。

（5）当存在人工材料时，附着于人工材料上。

疑似赘生物需要测量并报告最大径线及活动度，因这些结果会对栓塞风险有影响。尽管大的赘生物可梗阻血流造成狭窄，瓣膜毁损常导致反流。评估反流机制包括如下几项内容。

（1）瓣叶穿孔。

（2）瓣叶毁损及连枷部位。

（3）脓肿破溃所致瓣周反流。

表 5-8　临床诊断感染性心内膜的改良 Duke 标准

主要标准	次要标准
两种不同样本中培养出典型 IE 病原体	发病诱因
超声心动图发现赘生物	发热
脓肿形成	栓塞症状
人工瓣膜破溃	免疫改变
新的瓣膜反流	血培养结果不典型

摘自 JS Li, Sexton DJ, Mick N. et al. Proposed Modificatons to the Duke Criteria for the Diagnosis of Infective Endocarditis. Clinical Infectious Diseases, 2000, 4: 633 -638, by permission of Infectious Diseases Society of America.

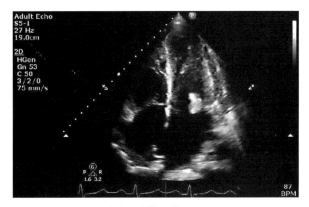

图 5-21　二尖瓣后叶巨大赘生物

© Oxford University Hospitals NHS Foundation Trust 2016, 获批准使用

（五）何时需要进行经食管超声心动图检查

所有疑似 IE 患者首先需要进行经胸超声心动图检查，若临床高度怀疑而经胸超声心动图检查结果不明确时需要进行经食管超声心动图检查。

在以下情况也需要进行经食管超声心动图检查。

（1）确诊经胸超声心动图发现 IE，以便更仔细地评估病变并鉴别并发症。

（2）人工瓣膜心内膜炎。

（3）新的并发症，如传导阻滞或栓塞事件。

（4）存在人工材料，如起搏器。

（5）初始经食管超声心动图检查阴性而临床高度怀疑者，需要在 7d 后重复检查。

（六）治疗

IE 治疗包括长期特定的抗生素治疗并及时监测并发症。危急重症患者可先进行经验治疗，同时完成血培养检查；稳定患者等待微生物检查结果有助于治疗。

根据微生物及患者情况，所有患者使用抗生素 2 ～ 6 周足以治疗感染，必须仔细监测大剂量抗生素的不良反应。

1．感染性心内膜炎的手术治疗 患者具有以下特征时，需考虑早期手术治疗。

（1）药物治疗后仍出现进行性心力衰竭。

（2）感染未控制，如脓肿形成或赘生物增大（图 5-22）。

（3）葡萄球菌感染。

（4）持续发热。

（5）药物治疗后再次出现栓塞事件。

（6）人工瓣膜破溃。

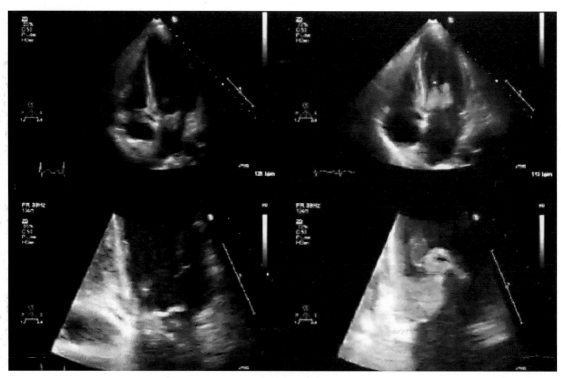

图 5-22　二尖瓣金黄色葡萄球菌阴性感染性心内膜炎伴卒中患者，抗生素治疗后仍出现赘生物进行性增大

几乎所有的人工瓣膜感染性心内膜炎均需要进行手术治疗。各种形式的 IE 常规治疗推荐长期药物治疗后进行手术治疗，但目前证据及指南建议及早进行手术治疗，大多数患者需会诊后转诊至心脏外科中心。

2. **并发症**　IE 可能出现的并发症很多，大多数与血液中存在高致栓性感染性物质有关。

心脏内并发症包括如下几种。

（1）严重瓣膜反流所致心力衰竭。

（2）脓肿或瘘形成。

（3）主动脉夹层。

（4）冠状动脉栓塞与心肌梗死。

心脏外临床表现包括如下几种。

（1）颅内栓塞导致卒中。

（2）真菌性动脉瘤破裂导致颅内出血。

（3）栓塞导致肢体缺血。

（4）肾梗死。

（5）骨髓炎。

（6）椎间盘炎。

（7）氨基糖苷类抗生素耳毒性。

（8）抗生素肾毒性。

（9）过敏反应。

（10）血管脓肿并发症。

病例分析

危重症心内膜炎

患者，男性，42 岁。于当地旅馆因急性精神错乱及谵妄入院。因攻击性行为与定向障碍于急诊科镇静后突发循环衰竭，出现低血压、心动过速及低氧血症。

初诊为急性脑膜炎，3 次外周血培养后，给予广谱抗生素治疗。患者瘫痪，气管插管通气后转入重症监护室进行血流动力学支持。患者出现快速发展的大面积皮疹，疑诊为右腕感染性关节炎。

48h 强化液体支持、血管加压药物及抗生素治疗后，患者病情平稳，气管拔管。据诉患者入院 2 天前出现右手肿痛，有静脉用药史。入院时血培养结果显示金黄色葡萄球菌感染，经胸超声心动图检查发现二叶主动脉瓣上可见一 16mm 大小赘生物，伴有中度主动脉瓣反流（图 5-23）。

3d 后菌血症及发热消失，患者转至心脏内科。第 10 天，患者于沐浴时突发左侧上下肢无力，颅部 CT 显示出现新的颅内梗死灶不伴有出血。急诊经食管超声心动图发现赘生物增大，瓣膜穿孔导致严重反流及早期脓肿形成。立即行心脏手术治疗，置入人工生物主动脉瓣。

6 周后患者恢复，结束抗生素治疗，出院。3 个月后，患者因静脉用药期间自体疫苗接种导致人工瓣膜再次感染金黄色葡萄球菌，出现感染性休克。人工瓣膜破溃伴大量反流诱发心源性休克，于手术前死亡。

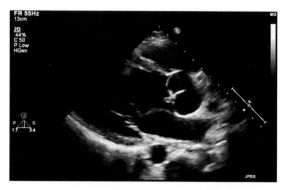

图 5-23　二叶主动脉瓣感染性心内膜炎伴瓣叶穿孔及赘生物

© Oxford University Hospitals NHS Foundation Trust 2016, 获批准使用

◆ 自测题

1. 评估主动脉瓣狭窄时，以下选项正确的是
   A. 连续方程受血流影响
   B. 当存在严重主动脉瓣反流时，峰值速度会出现低估
   C. 使用连续波多普勒远离主动脉瓣测量主动脉瓣峰值速度
   D. 多巴酚丁胺负荷超声心动图为禁忌证
   E. 舒张期正常室间隔厚度为 1.1cm

2. 二尖瓣狭窄时，以下选项正确的是
   A. 收缩功能不全不常见
   B. 二尖瓣瓣口面积测量法受心率影响
   C. 脉冲波多普勒测量二尖瓣跨瓣平均压差
   D. 压差减半时间 170ms 提示中度二尖瓣狭窄
   E. 可使用 β 受体阻滞药

3. 以下改变符合重度主动脉瓣反流的是
   A. 压差减半时间（$P_{1/2}$）250ms
   B. 二尖瓣提前关闭
   C. 脉压减小
   D. 伯努利方程计算主动脉瓣跨瓣峰值压差为 85mmHg
   E. 降主动脉速度时间积分为 13s

4. 危重症二尖瓣反流时，以下正确的是
   A. 主动脉球囊反搏为禁忌证
   B. 多巴酚丁胺可以改善二尖瓣反流
   C. 正压通气为禁忌证
   D. 连续波频谱呈三角形提示 LV - LA 压差持续不变
   E. PISA 法评估总是适用

5. 感染性心内膜炎的典型超声心动图发现包括
   A. 病灶呈高密度、高回声、无动度，附着于心室内膜
   B. 进行性瓣膜狭窄与梗阻

C. 心包积液

D. 细小、条索状结构，位于主动脉瓣尖

E. 脓肿及瘘形成

自测题答案参见书末附录。

（翻译 邓 燕，审校 严 静）

参考文献

［1］Bhattacharyya S, Khattar R, Chahal N, et al. Dynamic mitral regurgitation: review of evidence base, assessment and implications for clinical management. Cardiol Rev, 2015, 23: 142-147 [Descriptoin of mechanisms of mitral regurgitation and implications for management].

［2］Carabell B. The Current therapy for mitral regurgitation. J Am Coll Cardiol, 2008,52:319-326 [Management of acute and chronic mitral regurgitation].

［3］Newton J, Sabharwal N, Myerson S, et al. Valvular Heart Disease (Oxford Specialist Handbooks in Cardiology). Oxford University Press, Oxford ,2011 [Handbook on the assessment and management of valvular heart disease, including endocarditis].

［4］Otto CM, Prendeagast B. Aortic-valve stenosis -from patients at risk to severe valve obstruction. N Engl J Med ,2014, 371: 744-756 [A review of contemporary assesssment and management of aortic stenosis].

［5］Wunderlich NC, Beigel R, Siegel RJ. Management of mitral stenosis using 2D and 3D ehco-Doppler imaging. JACC Cardioivasc Imaging 2013; 6: 1191-1205 [Detailed description of the echo assessment of mitral stenosis].

第6章

危重症患者心包疾病的评价

The pericardium

危重症患者由于心包疾病导致的血流动力学改变可能很快导致灾难性的后果，所以对于循环不稳定患者的全面评估必须包括心包及其内容物。在情况极差的患者中，精确判断心脏压塞需要关于机械通气对于左右心室相互依赖的专业知识，其生理学关系详见"心室间相互作用"部分。

一、解剖和生理

（一）心包解剖

心包由内层覆盖于心脏表面的浆膜层（脏层）和覆盖于浆膜层反折之上的纤维层（壁层）组成。纤维心包形成一个厚的具有外部支撑作用的膜，通过胸骨心包韧带从胸骨悬挂下来，连接于颈部和上部的胸椎。纤维心包层与横膈中心肌腱、气管前筋膜相连续。这些连接保证了心脏得到有力的支撑，心动周期中能在胸腔中自如地运动。

图 6-1 和图 6-2 显示了这些反折和连接。

正常人心包腔内能容纳约 50ml 用于润滑的液体，其静息状态下的压力约等于胸腔压力。在非辅助通气的个体，此静息压力在吸气时稍稍下降至负几厘米水柱，呼气时上升至正几厘米水柱。

纤维心包可能因为疾病而增厚。厚而光滑的心包是急性炎症的特征，而不规则增厚则可能提示慢性炎症或者手术后反应。少见的情况是，不规则增厚的心包是由于慢性浸润性或者出血性疾病而导致的。增厚且顺应性差的心包是限制性心包炎的特征。虽然临床意义显著，但是增厚罕见，其诊断和精确定量非常复杂，直至最近才开始被理解。因此，这些患者需要专家的意见，尤其是当严重并发症发生时。

（二）心包积液

正常容量的心包积液使浆膜层心包和纤维层在心动周期中部分分离。这在超声上可以看到舒张期心包部位一层 < 5mm 深的无回声区。

＞5mm 的浆膜层心包和纤维层心包的分离是不正常的，代表心包有液体积聚。

这一发现应该思考以下两个问题。

1. 积聚的液体是什么？

2. 目前的血流动力学后果如何？

表 6-1 显示了监护室心包积液的常见原因。思考可能的病因非常重要，基于两个理由：首先，通过分析因果关系，我们可以思考复发的可能性和怎样预防；其次，引流积液可能不仅仅与改善循环相关，也可以是为了达到诊断的目的，如发现积液是脓性的。

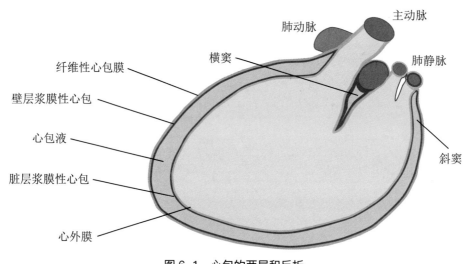

图 6-1　心包的两层和反折

（三）心脏压塞生理学的理解

当液体积聚时，心包压力（PP）开始增高。如果增高速度缓慢，则可以通过拉长心包纤维以充分适应从而使 PP 的增高亦缓慢。

1. **心包解剖对心脏功能的作用**　心室间的相互依赖是心包解剖所导致的生理学结果。既然心脏 4 个腔都被容纳于同一个纤维心包，其中一个腔的容量变大必将影响周围的腔。因为心室比心房大，此效应强力地在心室的充盈上得到彰显，当然，一定程度上也发生在心房及心室间。

2. **心室的相互依赖**　房室间的相互依赖增加了心脏做功的效率。心室收缩使房室环在纵向上更靠近心尖，使心房

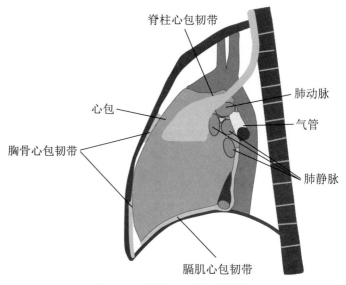

图 6-2　纤维心包的韧带连接

的空间增大，从而促进了心房被动充盈。当 PP 增高，心房充盈更加依赖于这个过程，因为被动充盈受制于增高的 PP。

该过程的知识让我们了解，当任何一个心室收缩功能衰竭的时候，房室环不能下降，心包积液将对血液循环产生加剧的不良影响。

图 6-3 显示了房室环在正常人中如何增加和支持心房的被动充盈。

心脏超声心动图很清楚地显示在心脏压塞的早期，房室依赖加剧。右心室压力充盈时增高，右心房空虚，导致右心房塌陷。这一效应在图 6-4 中显示，表现为右心房壁来回摆动的运动。

表 6-1　心包积液的原因

原因	病理学	大致的概率（%）
外伤 / 手术	心脏手术 血管内操作 外伤	20
内科原因	恶性肿瘤	50
	尿毒症 特发性心包炎	10
	感染性疾病 抗凝或溶栓治疗	5
	结缔组织病 德雷斯勒综合征 放射化疗 肾衰竭 甲状腺功能减低 左心室假性动脉瘤	1～5

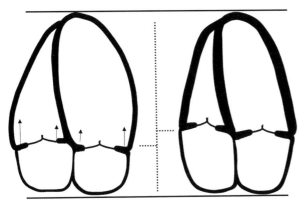

图 6-3　心尖和心底在正常呼吸中相对固定
瓣环平面收缩期移向心尖为心房充盈提供空间，而下降帮助了心室充盈

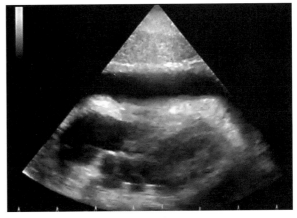

图 6-4　剑下切面显示大量心包积液时，右心室游离壁和右心房来回摆动的运动

3. **早期血流动力学的危害**　理解心房心室依赖，则可以解释心脏超声所见的早期心脏压塞的征象：①右心房舒张期塌陷，心房排空加剧导致心室舒张受损。②右心室舒张期塌陷，PP舒张期超过右心室游离壁压力，导致心室壁形态学改变，从而心室收缩、舒张功能均恶化。

开始PP增加使左心室、右心室舒张下降，但是对心室充盈的影响较小。当PP持续性升高，直至超过右心房压力，心排血量开始受影响，心率将升高以代偿。一旦PP超过10mmHg，通常开始出现临床症状，而超过15mmHg，几乎所有患者都会出现呼吸急促和心动过速。

4. **心室间相互依赖与呼吸周期**　正常人，右心室1/3以上工作是依赖于左心室的。而左心室依赖于右心室功能的程度较小。此现象是因为胚胎学发展时心室肌纤维走行方向所致，但是也与心动周期中两者分享室间隔有关。

正常人吸气时，胸腔压力减低，血液回流增加，右心室充盈一定程度增加。额外增加的这部正常室间隔可以很好地适应这部分额外增加的容量。这一现象在心脏超声上可以观察到，当平静呼吸时，SV的变化约在30%，此效应可在图6-5中显示。

5. **心脏压塞的进展**　心脏压塞时PP升高，加剧了作用于室间隔上的心室间相互依赖的效应。吸气时右心室充盈，由于心包腔压力的上升，游离壁不能伸展，室间隔明显地弯向左心室，使心肌变形，导致心室射血能力下降，继而充盈减低。

此过程的净效应是，正常呼吸节律时SV的变化将大大加剧，导致吸气时SV很大程度地减低。

血压与左心室射血速度均相应地波动，产生了"奇脉"，主动脉内血流变化见图6-6。

很重要的一点需要注意到，吸气时如果胸腔压力不正常地减低，SV变化同样会增加。即肺顺应性减低或肺阻力减低时，呼吸做功加大，负压增大，激发了更大的SV变化。

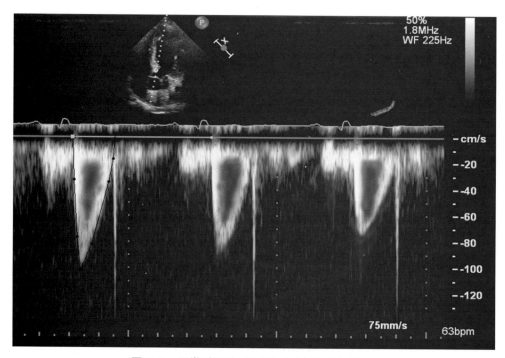

图6-5　正常呼吸时，VTI和SV大约变化30%

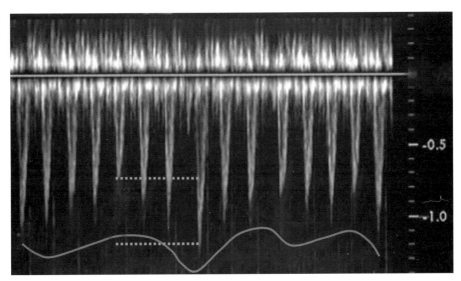

图 6-6　心脏压塞时左心室流出道血流变化加大，与临床出现奇脉相一致

（四）心脏压塞的进程

心脏压塞是医学重症，被认为是因为心脏受压迫而导致进行性梗阻性休克的最终结果。临床上应该牢记的是，急性胸腔压力增高，如大量胸腔积液、张力性气胸，可以有几乎相同的生理学改变。

什么时候我们能说心脏压塞发生了呢？心率增快伴随着少量的心包积液并不意味着发生了心脏压塞，但是无论如何，这表示了积液引起了心血管的代偿效应。

图 6-7 显示了 SV 快速下降发生在 PP 与右心室舒张末压相等的那个截断点，那时右心室充盈剧烈下降。从那个点开始，必须以心动过速维持足够的心排血量，但是仅这一途径将不能代偿 pp 的进行性升高。

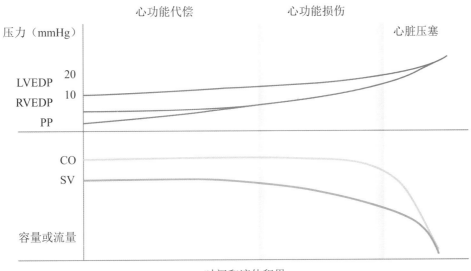

图 6-7　心内与心包内压力改变、血流动力学后果的时间曲线

CO. 心排血量；LVEDP. 左心室舒张末期压；PP. 心包压力；RVEDP. 右心室舒张末期压；SV. 每搏输出量

当失代偿发生，PP 接近于 20～25mmHg 时，平均全身充盈压力与右心房压之间的压差可忽略不计，心房已不能被动充盈。当 PP 进一步升高至等于左心室充盈压力时，SV 陡然下降，导致梗阻性休克的发生。心脏压塞时，所有的心腔舒张压都相等，血液不能在心脏流动。

图 6-8 显示了心脏看起来像悬挂在因为大量积液而拉伸的心包腔里，所以从一边摆动到另一边是心脏能做的唯一运动，因而从心电图监测上可见到"电交替"的现象。

积液产生的速度决定了这个过程的进展速度。超急性"手术性"积液，几分钟内产生即

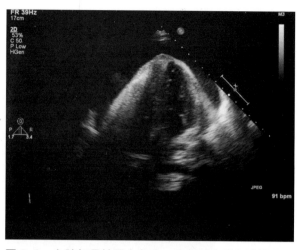

图 6-8　心脏如悬挂于心包内，心包被大量积液撑大，所以从一边摆动到另一边是心脏能做的唯一运动，此即为心电图监测上见到的"电交替"现象的来源

使只有 100ml，就可以导致心脏压塞，而慢性积液可能需要几个月的时间，积液量 >1L 才发生。这个鉴别手段并不能作为诊断的依据，因为慢性的非出血性的渗出可能有一个渗出多的阶段，从而超过心包延展适应的能力。

非常重要的一点是，低血容量或者右心室衰竭、左心室功能受损的患者，代偿的间期比较短。这些患者对 PP 升高更敏感，失代偿更早。

二、临床心脏超声检查心包积液

TTE 是重症患者心血管危害的理想评估手段。2D 图像每一个标准切面可以观察心包的一个部分，这可以让临床医生快速判断积液的潜在影响，并能谨慎直接地评价心包的厚度，因为心脏超声观察的心包厚度与手术或尸检结果相关性很小。

鉴别积液和心包脂肪、心包血肿非常重要。脂肪通常沉积在心脏的前方，于胸骨深部、胸骨旁或剑下切面可以发现，偶尔还会积聚在房室沟、室间沟。通常表现为内部少量的斑点状回声，不出现在心脏的后方。脂肪本身不影响心包的正常运动。手术或外伤的胸骨后血肿出现在心脏的前方，极少数会压迫右心室流出道。另外，外伤者 RV 会有节段性的功能障碍。

（一）检测积液

1. 积液大小的意义　环绕的心包积液传统上依舒张末期最深区域的积液值将之分为少量、中等、大量或超大量，此时相的心包积液看起来最少。这是描述性的术语，并不代表血流动力学意义的程度。心包腔必须尽可能地多切面观察，以评估积液的程度和分布。几个点的测量必须记录下来，也应认识到，改变体位将改变积液的分布，从而改变测量的可重复性。

少量积液通常在半卧位左心室基底部后 - 侧缘最明显。当积液更多时，将散布至心尖，然后前壁、侧壁。较多的积液将左心房与降主动脉胸段分离开，因而胸腔积液、心包积液很容易鉴别，见图 6-9 和图 6-10。

局限性积液发生在心脏手术后，可以是早期的血肿，也可以是晚期的感染。在极少数情况下，高肺静脉压导致渗出，位于心包斜窦，是左心房受压的潜在原因。

在实际工作中，鉴别心包积液和左侧胸腔积液非常重要。鉴别的关键基于心包的解剖折返 - 斜窦，它嵌入心房 - 主动脉沟，而胸膜折返在此沟外面，越过主动脉表面。

应记住的诊断原则在左心长轴切面：胸腔积液从不将主动脉与左心房分开。

如果心包积液和胸腔积液同时存在，那么可能可以辨别出心包在与声束垂直的部分，表现为一条纤细的白线。

如果心包积液 > 500ml，不伴有气短是很少见的。在慢性积液者，左心长轴切面前后距离（APD）> 12cm 与出现症状相关性良好。如果必要，可以以下公式估算液体量。

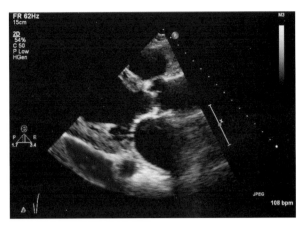

图 6-9　胸腔积液位于降主动脉后方

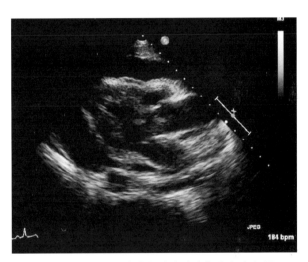

图 6-10　心包积液嵌入降主动脉与左心房之间

$$容量 = (0.8 \times APD - 0.6)^3$$

图 6-11 列出了 APD 的测量方法。

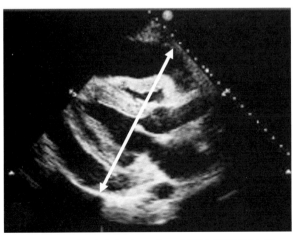

图 6-11　前后距离（APD）可以用于评估积液量

表 6-2　积液量测量

尺寸	深度 (mm)	容量（ml）
少量	< 10	< 200
中量	10 ~ 20	200 ~ 500
大量	> 20	> 500
超大量	> 20，合并心腔受压	500 ~ 2000

数据引自欧洲心脏学会心包疾病的诊断和治疗专责小组：Adler Y，等 . 2015 欧洲心包疾病诊治指南 . European Heart Journal，2015，42：2921-2964.

> **实践要点**
>
> 心包积液的绝对数值也许并不重要。
>
> 仔细观察即将发生心脏压塞的征兆。

2. 心包积液的心脏超声表现　虽然不是非常确切，但是目前公认，单纯浆液性或出血性积液常常没有回声，只表现为一个暗区。机化的血凝块可能产生"造影"的效果，提供病因和治疗的线索。化脓性的积液常常是暗区，但是像任何慢性炎症一样，积液内部可见高回声的纤维带。

离散的肿块很少见，常常是伪像或者无关紧要的囊肿，但是也可能是成熟的血肿、肿瘤或感染，尤其是真菌感染。

> **实践要点**
>
> 心包积液的声像图不能单独用于诊断。

（二）评价心包积液的血流动力学意义

与所有诊断性实验一样，心脏超声的预测能力取决于其对疾病的预测概率。表 6-3 列出了非机械通气患者最常见的心脏压塞症状。

在重症监护室，患者经常休克、气短、代谢性酸中毒，减低了心脏压塞临床表现的特异性。另外，所有危害的表现都受胸腔压力和心肌顺应性的影响。例如，右心室心肌肥厚需要更高的 PP 才能出现右心室塌陷。

当危重症患者出现心包积液时，每一个心脏超声征象都需要运用生理学知识进行判断潜在进展的心脏压塞。

1. 2维和 M 型　当心包积液导致血流动力学改变时，早期的最常见表现为脏器高动力状态，但是心腔却变小。当 PP 增高，而没有明确血流动力学损害的证据时，可寻找以下序贯性心脏超声表现。

（1）右心房是舒张期压力最低的一个心腔，最早受影响。舒张期超过 1/3 时相游离壁塌陷敏感性高但是如果塌陷不延续超过舒张中期，则特异性不高。这表现为右心房短暂向内凹陷。剑突下切面 M 型常用于检测此征象，尤其是在心动过速情况下定量持续时间。

一旦心排血量减低，RA 自发性显影（冒烟状）比较常见。自主呼吸患者，当血流动力学紊乱进一步进展，造影剂如静脉内注射的震荡后生理盐水或胶体，在右心房内流动很慢，甚至停滞。

（2）RV 是第二个受影响的，舒张期塌陷常常是心脏压塞的征象。RVOT 先受累，可能是轻微的。游离壁塌陷紧跟着发生，通常比较明显，比较特异性。

当然，心排血量减低时，RV 内也可见到自发性显影。

（3）吸气时右心室增大，影响房间隔。这不是呼吸时单纯的正常房间隔小幅的运动的放大，而是两个心室间充盈速度差异过大的结果。积液只导致很小的心脏受损的时候，室间隔只有轻微的反弹。情况恶化的时候，室间隔会更明显地移向左心室，在 PSAX 和四腔心切面可以很清楚地看到一个"撞击"的征象。

（4）在非局限性心包积液，LA 和 LV 最迟出现舒张期塌陷。不过，此超声征象的发生前，严重的循环障碍常常早就出现了。

小的局限性心包积液一般位于 LA 的后方，很快会导致灾难性的循环塌陷。这常见于心脏手术后，在普通监护室不常见到。一旦有此怀疑，应行 TOE 或者急诊 CT 检查。

（5）"摆动的心脏"是心电图电交替的可视化表现。大量心包积液内，每一次心跳心脏都摆动一次，摆动围绕心底部，浆膜心包的反折点。

实践要点

已经存在的右心室心肌肥厚让这些临床征象滞后出现，因为右心室舒张功能本就低下，重启更依赖于高充盈压。右心室肥厚也意味着心脏压塞实际上首先影响左心。

血流动力学危害同时合并这些心脏超声表现，首先应该进行经皮心包引流或者手术引流，这取决于积液的量和临床环境。如果患者是正压通气，这些表现更有血流动力学意义。

2. 多普勒表现　脉冲多普勒和连续多普勒提供了每个心腔的血流方向和速度信息，呼吸对它们的影响也一样能检测到。

（1）心内血流：进展的心脏压塞将心室间相互依赖程度放大，这为我们提供了另一个评价血流动力学危害程度的方法。因为肺血管床作为缓冲，左心血流随呼吸变化的程度低。无心脏压塞时，正常人平静呼吸时，血流变化必须为：①右心变化＜ 30%；②左心变化＜ 20%。

表 6-3　心脏压塞在清醒、自主呼吸患者中的临床表现

表现	敏感性（大致概率 %）
呼吸困难	85 ～ 90
心动过速	70 ～ 85
奇脉	70 ～ 90
颈静脉压力升高	65 ～ 90
X 线胸片报告心脏扩大	75 ～ 100

任何瓣膜都可以用多普勒进行血流变化的评估。

因为积液而导致循环受损的表现是：①吸气时右心瓣膜或右心室流出道流速增加＞ 40%；②左心室瓣膜或左心室流出道流速降低＞ 25%；③左心限制性充盈模式的证据

图 6-12 和图 6-13 以二尖瓣作为例子，显示了如何应用多普勒评估呼吸对跨瓣膜血流变化的影响

（2）肝静脉血流：肝静脉的血流频谱形态是监测心包积液影响的敏感而特异的方法。

剑下切面用脉冲多普勒测量舒张期和收缩期血流的方向。肝静脉在下腔静脉进入右心房之前

汇入下腔静脉。如果剑下切面图像不清楚，取样区很难放到肝静脉内，那么在右心室流入道切面用 IVC 自身血流代表。

图 6-14 显示了多普勒在上述两种情况下应该放置的位置。图 6-15 显示的是正常静脉频谱形态。

结构正常的心脏，体液呈平衡状态，血流在收缩期和舒张期都是向心性流动的，产生"S"波和"D"波，只在心房收缩期出现一个小的逆向"a"波。也可以在"S"波和"D"波之间一个短暂的逆向波为"V"波，是由于心房充盈过度产生的。

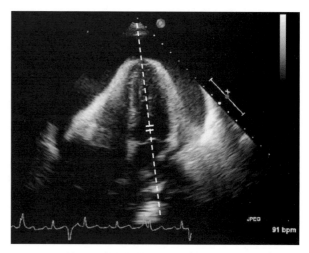

图 6-12　放置脉冲多普勒取样区评价跨二尖瓣血流变化

在心脏压塞的患者，右心室被动充盈的严重受损加大了对右心房收缩从而主动充盈的依赖。

这些结果表现在肝静脉频谱的以下 3 个特征上（图 6-16）。

①吸气时明显的 S 波呼气时减低。

②吸气时"D"波减小甚至消失，呈现无舒张期的形态。

③呼气时"a"波加深，正向。

这些效应是因心室间相互依赖而使呼吸运动加大使静脉血流变化的表现。简要的说，基线以上血流面积越大，受压越明显。

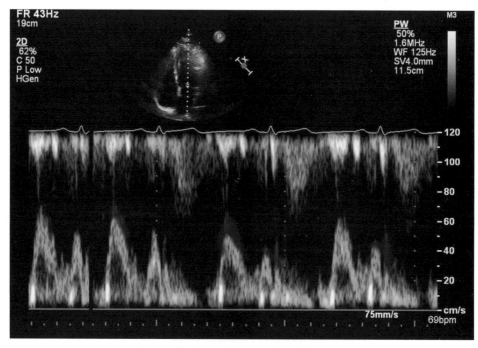

图 6-13　大量心包积液时二尖瓣血流随呼吸的变化

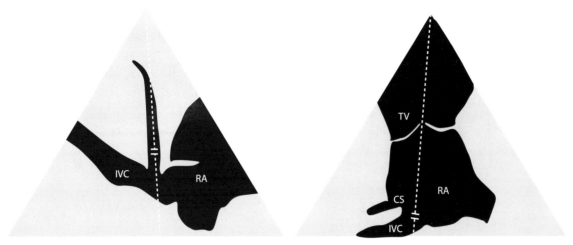

图 6-14 检测肝静脉和下腔静脉回流时脉冲多普勒取样区的放置位置
IVC. 下腔静脉；RA. 右心房；TV. 三尖瓣；CS. 冠状窦

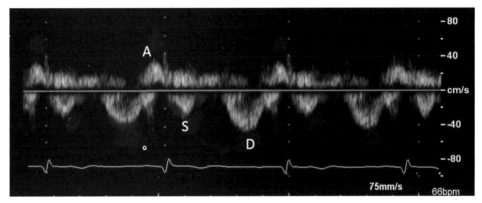

图 6-15 正常肝静脉和 IVC 脉冲多普勒频谱模式

（3）舒张障碍：除了血流变化，多普勒也能用来探测积液引起的舒张功能不全。虽然心脏压塞引起舒张功能不全的时间曲线仍然不清楚，但是大部分患者表现为中重度的舒张功能受损。可以看到 MV E 和 A 波假性正常化以及组织多普勒 E' 减低（导致 E/E' 比值加大）。在少数渗出缩窄性心包炎的患者，一方面有心包缩窄，另一方面伴有渗出，舒张指标和血流变化指标的参考价值都减低。这些患者需要专业人士综合评估。

实践要点

静脉回流模式的特征性改变是即将发生心脏压塞的一个征象，但是在原有高 RVEDP 的右心室肥厚患者和机械通气的患者中，并无价值。

在图 6-16 中总结了心内血流和相关心外血流频谱的特征。

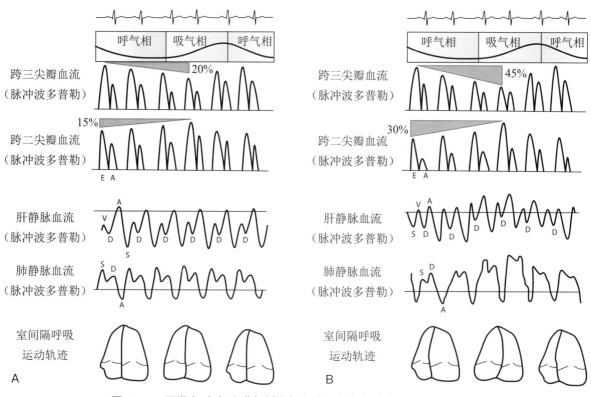

图 6-16 正常人（A）和非机械通气心脏压塞患者（B）呼吸对心脏的影响

3. 超声表现的整理和应用 所有的心脏超声表现都有不同的用处，有诊断和程度分级的效力。当存在结构性心脏病和并发的生理学焦虑影响对患者病情解释时，图 6-17 显示了不同的发现评估血流动力学意义的能力。

表现	敏感性	特异性	PPV	NPV
血流变化加大	高	中等	中等	高
舒张功能不全				
任意腔室塌陷				
RA 塌陷				
RV 塌陷				
RA 和 RV 塌陷				
肝静脉回流异常				
肝静脉回流异常 +1 个右侧心腔塌陷				
肝静脉回流异常 +2 个右心回流异常				
左侧心腔塌陷	低	高	高	中等

图 6-17 自主呼吸患者心腔塌陷、肝静脉回流的对心脏压塞的预测价值

NPV. 阴性预测值；PPV. 阳性预测值；RA. 右心房；RV. 右心室

三、机械通气

自主呼吸的患者，呼吸靠降低胸腔压力驱动。而在机械通气的患者，是反过来的。

正压通气对胸腔压力影响非常大，从而心腔压力也受影响。低水平的 NIV 或者持续正性气道压力（CPAP）也同样对心功能有影响。胸腔压力的改变通过对心腔压力的改变直接影响心脏功能。胸腔压力周期性升高的效果是：①右心被夹住，舒张受损；②吸气时右心 10%～20% 的充盈被夺去；③室间隔被推向左心室，室间隔和左心室功能受损。

大量心包积液时正压通气对循环的影响见图 6-18。

因此，建立正压通气对心肺功能的影响与心脏压塞导致的压力改变交互作用。在心包积液的患者进行机械通气可能导致心脏压塞的发生。

机械通气的患者有明显的心包积液，对心脏超声是一个挑战。

（一）正压通气时心脏压塞的 2D 表现

这些征象通常都认为是正确的，因为正压通气导致右心室舒张压升高，后期血流动力学向心脏压塞发展，出现游离壁塌陷。因此，这些发现特异性虽然仍然具备，但是敏感性将降低。

（二）正压通气时心脏压塞的血流随呼吸变化征象不可靠

正压通气升高 RAP，所以降低了系统性充盈压和右心房之间的压力阶差。与右心室游离壁内外负压差降低一起，导致自主呼吸状态下，吸气让右心充盈增大的效应消失。实际上，心室互相依赖在此有一定程度的不匹配，因而致血流变化更依赖与充盈和每个心室的后负荷。

所以，临床上把这些考虑进去是很重要的。

> **实践要点**
>
> 在实际工作中，正压通气的患者如果合并了明显的或者快速的积液，宁愿假设循环不稳定是即将心脏压塞的征象。血流变化的指标不可用。如果可能，应寻求专家的共识。

以下的病例显示了一部分这些要点。

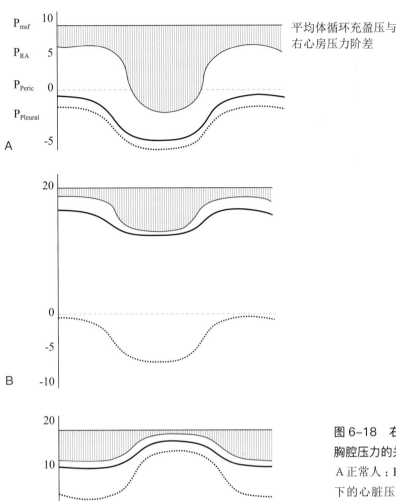

图 6-18　右心房压力与充盈及其与心包腔压力及胸腔压力的关系

A 正常人；B. 自主呼吸下的心脏压塞；C. 机械通气下的心脏压塞；P_{msf}. 平均体循环充盈压；P_{RA}. 右心房压力；P_{Peric}. 心包腔压力；$P_{Pleural}$. 胸腔压力

病例分析

超声心动图评估血流动力学在机械通气情况下对心包积液的影响

重症团队会诊一例近期接受急性白血病化疗的 33 岁成年女性。她由于呼吸衰竭要求紧急插管。插管及机械通气后 X 线胸片提示双侧基底段阴影伴随肺不张和胸腔积液，血压 80/50mmHg，心率 120/min。随后的 3h，重症团队尝试用液体及低剂量去甲肾上腺素优化循环系统。尽管一开始有所成效，但是血压恶化至 70/35mmHg。经胸超声心动图显示中等量心包积液伴随纤维形成，见图 6-19。

舒张期可见明显的右心房塌陷，但是右心室流出道或左心室流出道没有流量变化。进一步的补液及启用肾上腺素，患者血压收缩期跌至 75mmHg，心率达 155/min。团队得出的结论是尽管没有典型的超声心动图发现，但是诊断仍旧为心脏压塞。

心脏内科团队会诊同意该临床评估，并辅以剑突下置管引流心包积液。起初引流 50ml 浓稠液体，重症团队立即停止注射肾上腺素，患者血压改善心率从 155 降至 100/min。尽管引流解决了一部分问题，但随后的 6h 血流动力学依然不稳定。随后的 50ml 引流较困难，患者被送至外科手术室，给予心包窗大口径置管引流。

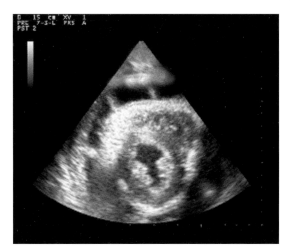

图 6-19　中等量心包积液患者可见纤维条索

四、心包减压术

（一）决策制定

在急性重症病患中，心包积液的引流是较为复杂的决定。当做出决定是否引流，何时引流以下因素是应该考虑的。

（1）由于进一步的心血管诱发因素出现并发症或疑似并发症，如发热患者代偿性心动过速不能维持心排血量。

（2）之前的伴随疾病会影响心脏压塞的进程：①心源性，如先前存在的左心功能衰竭；②非心源性，由于放射治疗引起的血管钙化。

（3）根据病患当前的凝血状态平衡风险。

（4）胸腔的解剖结构异常，如漏斗胸。

（5）精神状态对于镇静的安全性的平衡，甚至潜在的高风险气管插管，能增加成功引流的概率。

（6）有效的针管引流 vs 需要心包开窗：①由于缓慢积血引起的心脏压塞；②心包积脓引起的心脏压塞。

存在以下情况外科心包切开术需要谨慎考虑。

（1）解剖变异使得心包穿刺术困难。

（2）由于创伤引起的心包积血或术后局限性心包积液。

（3）包裹性心包积液。

（4）心包积脓。

（5）需行活检术。

心包减压术的迫切性取决于临床趋势。当时间和硬件条件允许时超声心动图引导下心包积液引流是较好的措施。心包积液快速进展至心脏压塞可能需要即刻引流部分或者全部的液体。

必须认识到心律失常、迷走神经兴奋、气胸、肝肠损伤及心肌撕裂或大动脉损伤的这些风险。尽管在紧急引流前未必能获得知情同意书。因为肿瘤形成、结核病、尿毒症、甲状腺功能低下、寄生虫病均可引起大量的心包积液，一些中心建议当舒张期引流部位积液深度超过20mm时，无论是否需要液体或活检来明确病因，都应施行心包引流。

以下的病例将进一步阐述这些要点。

病例分析

超声心动图在急性心脏压塞患者诊治中的作用

患者，男性，64岁。小型择期手术后出现有症状的完全性房室传导阻滞，伴有风湿性关节炎引起的慢性心包积液。

尽管比较困难，还是紧急置入了临时起搏器。

尽管有较好的起搏夺获及短暂的症状改善，在心内科病房患者出现呼吸困难，烦躁不安以致晕厥。颈静脉压力明显增高，在不明血压及烦躁晕厥期紧急呼叫重症团队。临时起搏器失效，心率降至45/min。

手动维护气道通畅，同时给予球囊面罩缓慢吸氧。超声心动图显示心包内环心脏2.0cm的心包积液。在心尖切面显示右心房全心动周期受压及舒张期右心室塌陷，同时左心长轴切面显示左心房充盈受限（图6-20和图6-21）。

用连续多普勒测得的过三尖瓣血流速随呼吸有较大的波动。环绕右心室的心包积液内可见起搏电极线，电极线穿孔室壁引起心包出血导致心脏压塞。

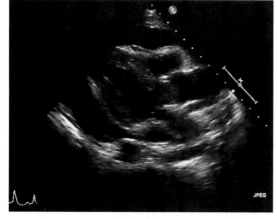

图 6-20 右心室流出道塌陷，部分左心房塌陷，左心室充盈不足

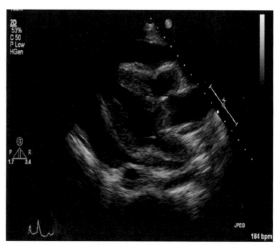

图 6-21 心脏压塞时，舒张期右心室塌陷的特征性"扭曲"外观

将患者抬回病床，静脉注射 100μg 肾上腺素，给予设置 70J，心率 70/min 的外置起搏贴片。紧急打开心包穿刺术包，无菌场地设置，超声探头外包无菌套。使用无菌耦合剂获取剑突下切面。另一团队在超声切面引导下沿探头穿刺进入心包。当穿刺针出现在心包内，注射 2ml 生理盐水。心包腔内可见气泡及液体流动。共抽出 20ml 血性液体；穿刺针留置心包内，同时再次确认血压情况。症状改善；进一步抽取 20ml 血性液体，血压改善至 100/60mmHg。拔除穿刺针。

患者送至心脏导管室，进一步行超声心动图检查。心包腔内仍可见液体，右心室及右心房可见进行性塌陷。在超声引导下进行心包引流，再次置入起搏电极线。

随后的 6h 引流液逐渐减少，第 2 天拔除引流管。

（二）紧急心包穿刺术

两个最常用的引流穿刺点是在剑突下，心尖部（肋间隙，心尖侧 1cm 处）。超声心动图引导显示最佳进针位置及最深积液区，如图 6-22 所示，同时也能评估最佳进针途径，避免不必要的脏器穿孔。例如，穿刺显示切面应避免在呼吸周期损伤到膨胀的肺；在机械通气患者中，潮气量或充气压可常常一过性降低以取得较大的声窗。

当穿刺针连接上注射器和三通管，心包压可一过性或持久的下降。穿刺针不会一直被超声探及。当感觉穿刺针在积液中，为了能够清晰地显示可注射少量生理盐水或胶质形成对照。这样能准确定位心包内穿刺针。

用塞尔丁格法沿着导引丝插入引流管的方法用于急性心包积血患者的心包再次快速积血是非常必要的。

在急性处理中，起初的几毫升引流将带来明显的临床症状改善。如果引流管继续留置，可以

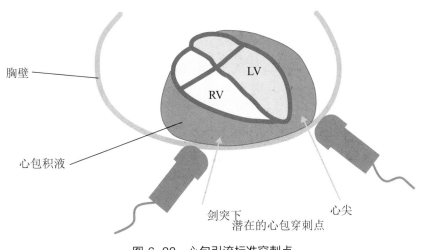

图 6-22　心包引流标准穿刺点

149

用滴定法测量引流率得到心血管参数，当血液循环稳定可降低引流率，快速大量的引流会导致血流动力学不稳定同时再次评估中心静脉压。引流管继续留置间歇性手动引流，对于浓稠的心包积液每隔几小时引流一次非常必要。当引流量每 24 小时＜ 25ml，可以拔除引流管。

五、流程概要

图 6-23 总结了这个章节所有讨论的问题，可以作为临床实践的随身备忘录。

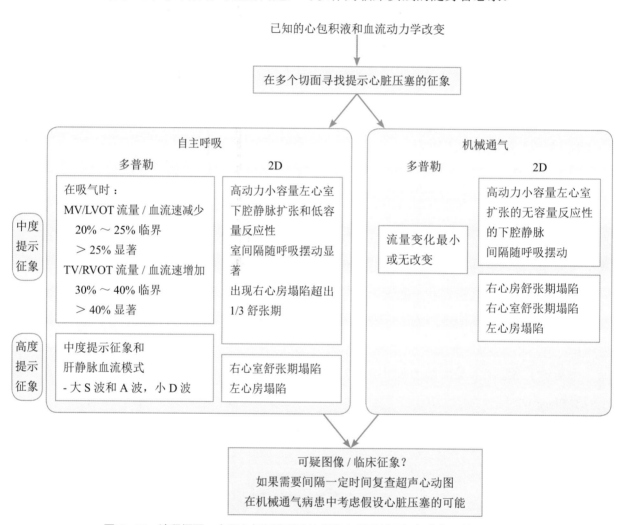

图 6-23　流程概要。由于心包积液所致的超声心动图循环征象改变及其诊断能力

◆ 自测题

1. 由于心包积液发生循环改变的征象有

　A. 后心包积液深度 2.0cm

　B. 机械通气患者右心房舒张期塌陷

　C. 左心房舒张期塌陷

　D. 吸气时下腔静脉塌陷

　E. 左心室舒张功能受损征象

2. 心脏压塞的超声心动图特异性征象是

　A. 右心房塌陷

B．室间隔运动障碍

C．左心房塌陷

D．过二尖瓣区血流速变化＞ 30%

E．异常肝静脉血流和右心室塌陷

3．当出现心包积液时，过瓣血流或流出道血流的变化是

A．多普勒声束不需要与血流方向一致

B．右心系统血流变化大于左心系统

C．在自主呼吸时循环变化可以有敏感的测量指标

D．在机械通气时循环变化可以有敏感的测量指标

E．受呼吸的影响

4．超声心动图显示心包积液的鉴别诊断有哪些

A．胸腔积液

B．心外脂肪

C．心包肿瘤

D．胸骨后血肿

E．左心室假性室壁瘤

5．关于经皮心包积液穿刺引流术，以下正确的是

A．通过超声心动图定位最安全的穿刺途径

B．通过超声心动图来证实是否需要紧急引流

C．超声心动图常常不能显示穿刺针位置

D．通过向心包注射少量生理盐水来对比显示心包内穿刺针位置

E．超声心动图可以替代专业诊断意见

自测题答案参见书末附录。

（翻译　程　芸，审校　牟　芸）

参考文献

［1］Armstrong WF, Ryan T. Cardiac tamponade. In: Armstrong WF, Ryan T. Feigenbaum' s Echocardiography, 7th edition. Lippincott Williams and Wilkins, Philadelphia, 2010, pp. 248–51.

［2］Bodson L, Bouferrache K, Vieillard-Baron A. Cardiac tamponade. Curr Opin Crit Care 2011; 17: 416–24.

［3］Faehnrich JA, Noone RB, White WD, et al. Effects of positive-pressure ventilation, pericardial effusion, and cardiac tamponade on respiratory variation in transmitral flow velocities. J Cardiothorac Vasc Anesth 2003; 17: 45–50.

［4］Maisch B, Seferović PM, Ristić AD, et al. Guidelines on the diagnosis and management of pericardial diseases executive summary; The Task force on the diagnosis and management of pericardial diseases of the European Society of Cardiology. Eur Heart J 2004; 25: 587–610.

［5］Sharp JT, Bunnell IL, Holland JF, Griffith GT, Greene DG. Hemodynamics during induced cardiac tamponade in man. Am J Med 1960; 29: 640–6.

［6］Tsang TS, Oh JK, Seward JB. Diagnosis and management of cardiac tamponade in the era of echocardiography. Clin Cardiol 1999; 22: 446–52.

第 7 章

容量评估与液体反应性

Volume assessment and fluid responsiveness

一、容量评估的重要性

近年来越来越多的研究显示，在危重症患者液体复苏治疗过程中，准确地、连续地评估其容量状态十分重要。然而在临床上，准确评估患者的血管内容量仍然是难点。失血导致低血容量的临床表现也只能在年轻患者身上才比较适用；而危重症患者急性期后的容量过负荷，则与器官功能障碍、住院时间延长及呼吸机使用时间延长相关。

危重症患者超声检查时应作为解答临床问题的一种工具。在使用超声评估血管内容量状态时，你需要明确目前临床状况然后再去找寻相应问题的答案。例如，创伤低血压和感染性休克低血压的患者都可以通过液体复苏得到好处，但是两者的超声表现会有相当大的差异。

低血容量性休克、心源性休克、分布性休克和梗阻性休克，四者有着各自不同的循环系统病理生理改变，以及对于液体复苏不足和过度的危险也各自不同。

血液需要充盈血管及维持各器官系统的灌注压力，张力性容量与非张力性容量在正常人和患者身上都十分重要。失血性休克的患者可能两者都明显缺失，而感染性休克的患者可能大量的血液淤积在扩张的容量血管里，循环血管内则容量不足。两者均可以通过液体输注暂时增加心排血量，但是止血和收缩容量血管才是真正的解决之道。另外，在心源性休克和梗阻性休克，液体复苏通常不作为治疗的部分。

越来越多的研究提示床旁（end-of-the-bed）的临床观察评估，在一般的危重症患者中，只有50%左右的情况符合预测，可通过液体输注提高患者的心排血量。因此，通过超声心动图了解患者的循环系统病理生理变化，进一步加深我们对血压的理解。血压作为在很大程度上受血管舒缩影响的参数，是无法完全反映心脏的射血能力，不能完全通过血压来判断循环状态，如果治疗时一味地收缩循环血管升高血压，导致心脏后负荷升高同样影响其射血，不利于灌注。超声心动图是 ICU 中唯一可以完全描述患者实时 Frank-Starling 心功能曲线状态的工具。图 7-1 显示了不同的心功能曲线在正常、低血容量和循环过负荷状态下对循环的重要影响。

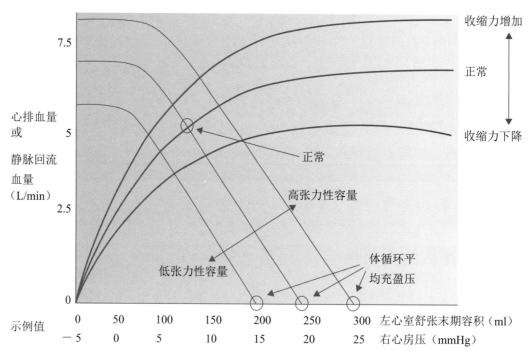

图 7-1　不同心功能状态下的 Frank-Starling 心功能曲线和不同血容量分布下的静脉回流曲线

实践要点

了解个体化的心脏功能是评估容量反应性的核心。

二、液体输注的量和时机

容量反应性的评估与血管内容量的评估不一样。如心室衰竭患者，可以有中心静脉压低，但对输液没有反应性。危重症患者的心功能曲线并不是一定要保持在最高点。容量反应性的定义是："……心排血量（CO）或者每搏输出量（SV）在输注 500ml 液体后 15min 上升 10% ~ 15%。"

重症医学的文章中，将液体复苏治疗描述分为两个阶段。在休克复苏早期阶段的数小时内，这时候快速输液纠正低灌注对患者至关重要。

而近年来的研究指出，在早期复苏之后应调整为限制性的液体复苏策略。在急性肾损伤、急性肺损伤和胃肠道手术的围术期均被证实限制性容量管理策略更加有利。容量不足的影响主要在早期阶段，而容量过负荷的影响较为隐逸，但同样有害。

在早期复苏之后，感染性休克或者胰腺炎需要比慢性阻塞性肺疾病急性进展期进行呼吸机撤离的患者更为频繁的容量评估，以避免容量过负荷。即使两者容量管理策略并没有差别。

在决定进行液体输注时，应小心衡量增加心排血量的益处和增加容量的害处。肺毛细血管内皮在炎症反应时，通透性增加，血管外肺水增加，因此在输液时应比一般患者更为慎重（图 7-2）。

不单单是肺血管内皮损伤，炎症也可以破坏血管内皮的多糖包被，影响细胞连接及液体通透

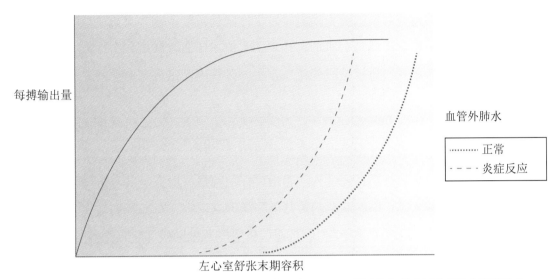

图 7-2　增加舒张末期容积的效果，以及假设在此容积下，正常肺部和炎症时肺部的血管外肺水

性。晶体液的快速输注会进一步剥脱多糖包被，导致广泛的血管内皮功能损伤以致更易于发生水肿。肺充血水肿延长了呼吸机的使用时间，肾、神经和胃肠道的功能均因容量过负荷受到不同程度的损伤。

> **实践要点**
>
> 评估容量反应性的重要性随着危重症患者治疗的不同阶段而变化，必须根据临床情况调整。

三、静态和动态的容量指标

静态容量指标通过测量循环系统某个时间点的指标获得。传统的临床治疗，判断输液是否有利取决于静态的血流动力学指标，如中心静脉压、右心房压、肺动脉嵌顿压和左 / 右心室舒张末内径。这些指标在实践中，用于预测对液体输注的反应，评估左心室心肌长度在心功能曲线上的位置。容量反应性的研究显示，单纯通过这些前负荷指标并不能帮助临床有效预测患者的容量反应性。

超声检查显示左心室及左心房压力增高，也提示液体输注可能无益。如果多普勒测量二尖瓣血流、肺静脉血流和二尖瓣瓣环组织多普勒提示左心室充盈压明显增高，此时机体基本不能有容量反应性。这些参数的使用大多还缺乏证据支持，需要进一步的研究。

另外，当左心室流出道血流速度增加时，可提示血流量不足，进行液体输注可能增加心排血量。对于无症状性心室肌肥大或者其他心肌肥大患者，有可能发生流出道梗阻的情况，如左心室室间隔肥大时，二尖瓣前叶受流体力学作用移向左心室流出道造成梗阻，即使无症状患者的风险较低，但也应该了解其在低血容量或心肌收缩力增高时发生梗阻的危险。这些类型包括：交界性肥大、近间隔肥厚（主要是老龄患者）或者心肌形态几乎正常但在低血容量或分布性休克时出现症状的情况。通过早期识别这些患者，可以及时保证血容量，改善因流出道动力学问题导致的血流动力不稳定。

总的来说，在进行超声心动图测量时，单纯的左心室内径或舒张末期容量估测在患者血容量低至一定程度后仍有提示作用，并可以发现是否有引起梗阻性休克的情况。但是，目前临床上的血流动力学监测已经整体从静态指标转变为动态指标评估容量反应性。动态血流动力学指标是通过测量循环系统在"容量刺激"后的改变判断其对容量的反应性。它通常利用呼吸或者改变体位对循环容量的影响，以达到进行"容量刺激"的目的。这些改变可以通过经胸超声心动图测量得出。

> **实践要点**
>
> 前负荷指标并不是心脏前负荷对容量反应性的指标。

四、超声心动图测量容量反应性的原理

超声心动图通过下述无创的方法评估循环系统血流动力学：①直接测量各心室腔的内径；②利用呼吸或者体位改变容量分布，观察血流随之的变化；③测量中心静脉随着呼吸的变化。尽管超声心动图只能提供间断的信息，但是临床对于容量反应性判断的需求也往往只是针对当前需要决策的状况，这一过程并不需要很长时间的连续监测。

（一）心腔内径

测量各心腔内径作为静态反映心脏充盈的指标，单纯使用内径指标既不敏感也不特异。

但是，在明显低血容量患者左心室收缩末期内径会较失血前相对缩小。另外，在正常的左心室，持续的血容量下降会引起乳头肌靠近，甚至出现"亲吻"表现，最终心率增加，加速了心腔排空，则进一步引起心血管塌陷和心搏骤停。

左心室舒张末内径在低血容量时也会较患者正常时变小。左心室舒张末面积在预测容量反应性上的效果与动态血流动力学指标相近，并且常常作为术中超声指导管理大量液体进出的指标。但是，这种方法缺乏特异性，舒张末面积与心肌的伸展性和顺应性相关，它同时也反映患者的舒张功能。实际上，有舒张功能障碍的患者在进行输液时应加倍注意，患者可以在正常左心室形态下就有明显的肺静脉压升高。

右心房和右心室的形态也可以提供患者低血容量状态的证据，不过注意的是引起右心扩张的原因是多种多样的，而且经常是因为其压力增高而不是容量过多。容量状态的判断不能缺少右心形态的证据。如在出现室间隔展平时，提示输液增加左心室负荷会恶化心功能。

局限性　总的来说，低血容量需要到一定的严重程度，才能通过超声观察测量到心腔径线的改变。由于缺乏患者正常状态下的径线数据，左/右心室径线的正常或增大，并不能排除严重低血容量发生的可能。低收缩末容积作为提示严重低血容量发生的指标，在左心室肥厚、心脏压塞和肺动脉栓塞导致的梗阻性休克、显著的血管扩张及内分泌性的心肌收缩力明显增加时都可以出现。

腹腔内压力本身就是下腔静脉（IVC）内径变化的独立影响因素，腹腔内压明显影响其对容量状态的判断。腹腔内压的增高会引起假性的下腔静脉变异度降低。呼吸动作的改变也会明显影响 IVC 的呼吸变异度。

（二）每搏输出量的呼吸变异度

呼吸动作影响回心血量引起左心室舒张末容量的改变，导致每搏输出量的周期性变化。这一变化可通过超声心动图测得，用以判断容量反应性。

1. **心肺交互作用和静脉回流**　自主呼吸时，由于胸腔负压产生右心房与循环系统充盈压之间的压力差，因此血液随压力流向右心。右心房壁非常薄，它通过扩张内径以应对循环容量增加。右心房的这一特点使其主要通过心室舒张将血液排入右心室，以增加 SV。然后，根据不同 CO，血液将在 1 ～ 4s 通过肺循环。最终增加的静脉从肺静脉回流到左心室。这一心肺交互作用，在正常人平静呼吸时，可引起 SV 随着呼吸改变 20% ～ 30%。

随着呼吸变化这些压力指标的改变见图 7-3。

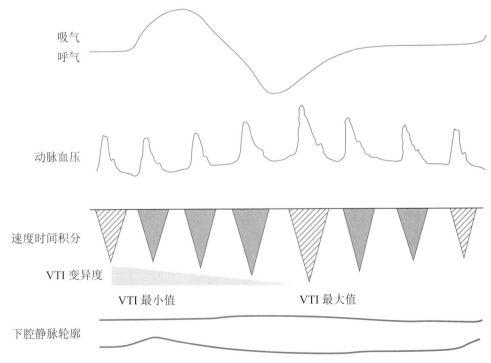

图 7-3　自主呼吸时血流动力学参数的变化情况

VTI. 速度时间积分

2. 机械通气对心肺交互作用和静脉回流的影响 在无自主呼吸完全机械通气的患者，心肺交互作用对静脉回流的影响与正常的相反且程度减弱。

气道内正压直接将肺部扩张，使胸腔内正压压迫心脏和大血管，其程度取决于通气的压力和潮气量。而原本低压的右心系统受影响最为明显，其程度取决于以下几点。

（1）减少静脉回心血量：前负荷。

（2）肺血管床受压：后负。

（3）直接压迫右心室。

在这些综合因素作用下，右心室的充盈压下降，因此左心室的 SV 下降。这样在机械通气血容量正常没有心功能障碍情况下，SV 随着呼吸改变 15%～20%。

我们可以通过这一生理反应来预测容量反应性。当每搏输出量变异度（SVV）低于 10% 时，提示此时心脏处于心功能曲线的顶端。当 SVV 在 10%～15% 时，此时为 SVV 预测的临界区域，预测容量反应性缺乏证据。当 SVV＞15% 时，提示有明显容量反应性，心脏处于心功能曲线上升阶段（图 7-4）。SVV 是反映容量反应性的准确且可重复的指标。研究显示 SVV 在预测机械通气患者容量反应性的敏感度和特异度均大于 80%，其受试者工作特征（ROC）曲线下面积≥ 0.9。

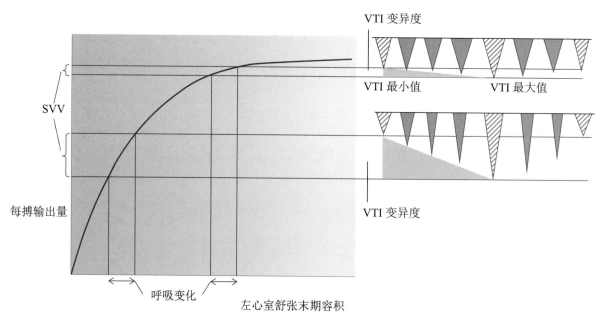

图 7-4 每搏输出量变异度取决于患者心功能在 Frank-Starling 曲线上的位置
SVV. 每搏输出量变异度

实践要点

SVV ≥ 15% 强烈提示患者有容量反应性。SVV＜10% 提示没有容量反应性。

这一血流量和流速的变化可以通过许多监测手段测得，包括多普勒超声心动图（通过脉冲多普勒测量）。

局限性　在临床实践中，测量过程中心脏位置随着呼吸改变可能会引起一定的误差。例如，使用心尖五腔心切面时，测量多普勒的取样点位于左心室流出道的中心，而左心室流出道因呼吸动作而移动，会导致取样点的改变偏离中心，这样就会增加了血流速度的变异度。这个误差可以通过暂时调整呼吸机参数减少，或者使用其他评估方法。

因为心律失常本身就可以引起 SV 的明显变化，所以测量心律失常患者的容量反应性需要更长时间的数据记录，但这样就使得测量变得困难，耗时长，且因有无反应性之间只相差 5% 的差异，会使结果变得不准确。故心律失常患者不能使用 SVV 判断容量反应性。

潮气量也会同样影响回心血流量和速度的变异度。当潮气量 < 6ml/kg 或 > 8ml/kg 时会各自引起 SV 变异程度的减少或增大，可降低 SVV 预测容量反应性的准确度。因此，评估容量反应性时，将潮气量调整至 6 ～ 8ml/kg 可使结果更为可靠。

使用减慢心率的药物会人为地延长心脏舒张时间和增加 SV，同样也会影响 SVV 预测容量反应性的效果。

（三）体位改变引起的容量血管内血液回流

从平卧位至 45° 抬高下肢，将下肢容量血管的血液快速转移回心脏，模拟快速补液试验，将容量血管内 150 ～ 300ml 的血液回流到大循环。由抬腿导致的心肌扩张效果在 90s 左右到达顶峰，然后在几分钟内消失。

抬腿试验有两种方法，主要取决于患者的起始体位（图 7-5），在抬腿前后对 CO 进行测量。研究显示，抬腿试验预测效果可靠，即使面对心律失常和自主呼吸存在的患者仍然有效。

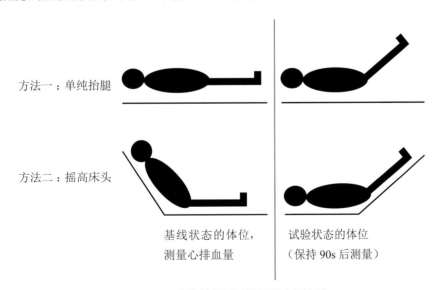

图 7-5　实施抬腿试验的两种主要方法

实践要点

CO 或 SV 在抬腿后升高 5% ～ 10%，可以提示容量反应性存在。＞ 10% 强烈提示对容量有反应性，而 ＜ 5% 则不提示存在容量反应性。

局限性 抬腿试验常常因为患者体位限制无法进行。还有一种情况是，改变患者体位可能产生疼痛刺激，引起交感兴奋或呼吸动作改变，都会影响容量反应性的预测效果。

使用高剂量的血管收缩药物、严重的外周血管病变、腹腔内压升高或者下肢截肢后的患者将明显降低抬腿试验的敏感性。

另外，在改变体位后，超声心动图测量位置的改变也会产生潜在误差。当需要另外的切面测量，如使用右心室流出道的切面测量，因其与左心室流出道相反，这时两场测量间可能重复性较差。

（四）中心静脉内径变异度

正常人吸气时腹腔内的 IVC 塌陷，胸腔内上腔静脉扩张。而无自主呼吸正压通气时，则产生相反的效果。正压通气吸气时，上升的右心房压降低了上游静脉与中心静脉的压力阶差。中心静脉的塌陷或扩张程度取决于胸腔内和腹腔内的压力及其分布。

中心静脉呼吸变异度并不能准确判断自主呼吸患者的容量反应性。若患者未使用正压通气，IVC 的形态和塌陷度只能反映右心房压，对预测容量反应性意义有限。不过，如果 IVC 塌陷程度非常小，至少也能提示心脏无法耐受进一步输液增加。

有自主呼吸的呼吸机辅助通气患者，分析下腔静脉呼吸变异度变得十分困难。尽管如此，在 IVC 内径很窄及呼吸变异度非常大时同样提示有容量反应性，而宽大无变异的 IVC 则说明输液不利于患者。

无自主呼吸的完全机械通气患者，IVC 呼吸变异度是评估患者容量反应性的有效指标。变异度越小患者有容量反应性的可能就越低。

实践要点

根据机械通气的机制，下腔静脉呼吸变异度如下。

（1）自主呼吸存在时，中心静脉呼吸变异度不能作为判断容量反应性的有效指标。

（2）未使用机械通气的患者，IVC 内径及呼吸变异度只能反映右心房压。

① IVC 内径 ＜ 1.5cm 和呼吸变异度 ＞ 50%，右心房压通常低于 5mmHg。

② IVC 内径 ＞ 2cm 和呼吸变异度 ＜ 50%，右心房压通常高于 15mmHg，但对预测容量反应性作用不大。

（3）不过即使对于自主呼吸的患者，IVC 呼吸变异度非常小依然提示无容量反应性。

（4）而在无自主呼吸完全机械通气的状态下，IVC 内径呼吸变异度则可以作为判断容量反应性的可靠指标。

局限性　在腹腔高压和胸腔内压过低或过高时，IVC 内径呼吸变异度会受到显著影响。非完全控制机械通气时，IVC 的变化难以反映容量反应性。在剧烈呼吸时，IVC 呼吸变异度会假性增高。而呼吸动作微弱时，如疲倦患者，IVC 呼吸变异度会假性降低。另外，当右心心肌肥厚或心力衰竭，尤其室间隔运动受损时，IVC 分析结果将不再可靠。

五、重症患者评估容量反应性的方法

在选择评估方法前必须明确需回答的以下临床问题。

1. 是否明确有低血容量？

2. 输液后是否能增加心排血量，是否有证据证明存在容量反应性？

3. 是否可以耐受液体清除治疗？

（一）明确低血容量

以下几项提示严重低血容量的超声表现。

1. 高血流动力学状态的左心室伴低收缩末容积或甚至出现乳头肌亲吻征。收缩末左心室内径可与体表面积估算的正常值进行对比。尽管舒张末容积较难测量，在低血容量时也降低。这些数据可从胸骨旁长轴、胸骨旁短轴和剑突下长轴切面测得。为避免误差，可更换其他切面再次测量以确认结果。

2. 当胸骨旁短轴左心室中段水平横截面积 < 10cm^2，认为左心室容量低。以体表面积估算的临界值应该是 5.5cm^2/m^2。

3. IVC 内径非常小时也强烈提示严重低血容量：①非机械通气患者，IVC 内径 < 1.0cm，且吸气时塌陷；②机械通气患者，由于呼吸机对胸腔的压力，当 IVC 内径 < 1.5cm，且呼气时塌陷，则提示低血容量。

4. IVC 呼吸塌陷 > 50% 或者更多的有舒张末期容量低表现，可以推断输液是安全的。

病例分析

床旁超声心动图在复苏时的应用

患者，男性，18岁。因从脚手架上坠落送入急诊。主诉右腰部疼痛，无既往史。入院时，患者气道及颈椎无明显受损。患者呼吸频率24/min，心率118/min，血压105/55mmHg，肢端末梢冰凉。

输注1L生理盐水后，心率下降至100/min。常规创伤后影像学检查发现，3根肋骨骨折，2根腰椎横突骨折及可疑右侧骨盆骨折。循环系统在稳定30min后再次出现心率加快。

急诊超声心动图检查发现：左心室高血流动力学状态伴低舒张末期内径和乳头肌接近出现亲吻表现，IVC呼气末内径1.1cm，且吸气时完全塌陷。超声图像见图7-6、图7-7、图7-8和图7-9。

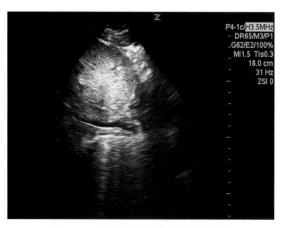

图7-6 显著低血容量下的下腔静脉

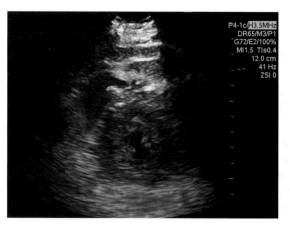

图7-7 胸骨旁短轴切面显示收缩末期面积非常小，乳头肌接近亲吻表现

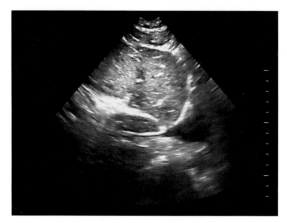

图7-8 剑突下切面可见下腔静脉明显塌陷

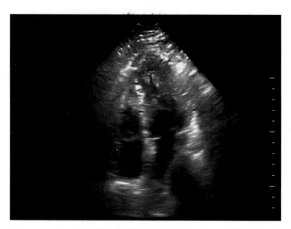

图7-9 心尖四腔心切面可见左心室小，且处于高血流动力学状，乳头肌呈现亲吻征

给予患者进一步液体复苏，以及行急诊 CT 检查。CT 结果明确骨盆骨折和横突骨折，并且发现腹膜后巨大血肿和可疑肾动脉破裂。随后患者循环不稳定进一步加重，伴随腹围不断增加。

继续液体复苏并给予血制品补充血液成分，并急诊行剖腹探查术。术中修复受损血管，成功止血。术后安返 ICU，当日成功脱机拔管，此时再行床旁超声心动图，超声检查显示舒张末内径 5.1cm，IVC 内径 2.0cm 伴吸气塌陷＜ 20%。

（二）容量反应性

1. **心排血量或流速变异度** 寻找脉冲多普勒测量心排血量或流速的最佳取样点。一般较为准确的取样点是：①心尖五腔心切面或三腔心切面的左心室流出道；②右心室流出道切面或胸骨旁短轴肺动脉瓣水平切面的右心室流出道。

然后，通过计算最高流量和最低流量的差值占两者平均值的比例获得流量变异度。在认为左心室流出道是一条内径固定的腔道后，并不需要通过 SV 来计算，用速度时间曲线下面积（VTI）替代即可。公式为：

$$（1）VTI 变异度（\%）= \frac{100 \times （VTI_{max} - VTI_{min}）}{[（VTI_{max} + VTI_{min}） \times 0.5]}$$

如图 7-10 所示测 VTI 变异度。

$$（2）VTI 变异度（\%）= \frac{100 \times （20.0 - 15.1）}{[（20.0 + 15.1） \times 0.5]}$$

$$（3）SVV 或 VTI 变异度（\%）= \frac{100 \times 4.9}{（35.1 \times 0.5）}$$

另外，使用多普勒测峰流速替代上面公式中的 VTI 一样可以。峰流速比 VTI 计算每搏输出量变异度（SVV）的准确度低一点，但是他们的临界值都是 10% ～ 15%。

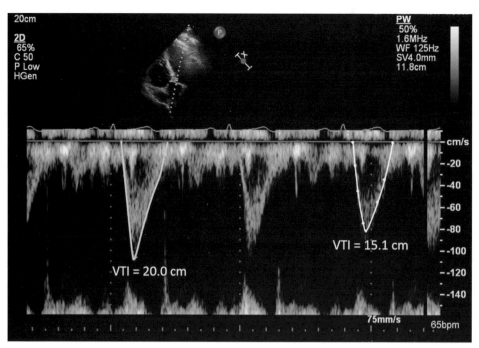

图 7-10　测量左心室流出道血流变异度

此图所示速度时间积分（VTI）变异度为 28%。如果患者没有自主呼吸，此结果强烈提示患者有容量反应性。但若患者有自主呼吸，此结果难以用以判断容量反应性

病例分析

急性胰腺炎和低氧血症：容量不足还是过多？

患者，男性，68 岁。主诉腹部疼痛不适。既往因患有缺血性心脏病曾行冠状动脉支架置入术，酗酒。目前患者心率增快，血压正常。

影像学检查和升高的淀粉酶提示胰腺炎。无胰管堵塞的证据，目前考虑为过量酒精摄入引起胰腺炎。

根据患者目前状况，认为胰腺炎尚不严重，转入普外科病房进一步治疗。

但在转入后当晚，患者呼吸频率和氧需求量急剧上升。行床旁 X 线胸片检查后请 ICU 会诊，根据 X 线胸片显示的双肺大量渗出表现考虑患者发生了急性呼吸窘迫综合征（ARDS）。患者病情危重，立即于床旁行气管插管并转至 ICU，使用呼吸机辅助通气。上呼吸机时患者平均动脉压为 55mmHg，拟输注去甲肾上腺素维持血压。

在完全机械通气后（包括使用了肌松药物）床旁超声心动图显示如下。

（1）左心室高血流动力学状，轻至中度舒张功能受损。

（2）右心室轻微扩张，但功能正常。

（3）右心房扩张，IVC 扩张且不随呼吸变化。

（4）左心室流出道流速变异率为 8%，抬腿试验后 SV 升高＜ 5%。

（5）双肺呈 B 表现。

根据上述表现，液体清除治疗有利于患者并且其循环状况允许。停止静脉补液，并给予呋塞米首剂加持续输注。使用后患者尿量明显增加，呼吸机参数逐步下调。第 2 天患者成功脱机拔管，使用面罩给氧，并于第 3 天成功转出 ICU，病情逐步好转一周后出院。

图 7-11 和图 7-12 显示了患者在脱水前后左心室流出道 VTI 的变化。

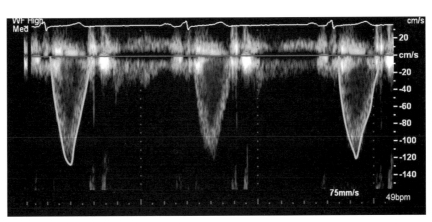

图 7-11　左心室流出道速度时间积分变异度为 8%

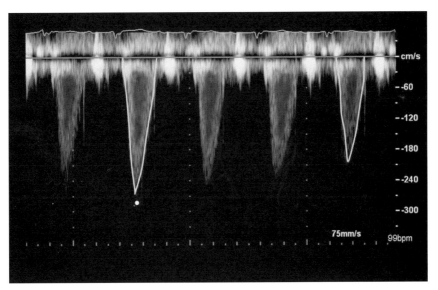

图 7-12　左心室流出道速度时间积分变异度在利尿后上升为 18%

2. 抬腿试验　经胸超声心动图可以准确测量 SV 和心排血量。抬腿试验可用于预测心脏在液体输注后心排血量的改变。以下将详细讲解抬腿试验的步骤。

（1）评估心尖五腔心切面和三腔心切面左心室流出道的图像质量。右心室流出道同样可用于测量，亦可评估其图像质量。在右心室流出道切面或胸骨旁短轴主动脉瓣平面均可观察右心室流出道。

（2）多普勒取样线尽量与血流重合。使用脉冲多普勒测量血流，冻结流速时间图像延图像边缘描记测算 VTI。如果每搏输出量速度变化比较大，最好测量 3 次以上取平均值。VTI 的测算在目前最新的超声机系统里都可自动完成。

（3）抬高患者下肢。在抬腿过程中应注意，动作轻柔勿对患者造成刺激，以求其心排血量变化是源于下肢液体的回流而非刺激带来的交感兴奋。抬腿动作维持 90～120s。

（4）找到抬腿前测量的同一切面再次测 VTI。VTI 增加＞10% 认为有容量反应性。恢复患者体位。

3. **下腔静脉内径变异度** 对于无自主呼吸完全机械通气的患者。在肝静脉汇入点的远心端测量 IVC 最大径和最小径（图 7-13）。测量时应保证整个呼吸过程中血管内壁清晰可见。如果取样线垂直于 IVC，则使用 M 超声测量更为简便。如果不能垂直，则需要在二维图像下观察测量血管内径。

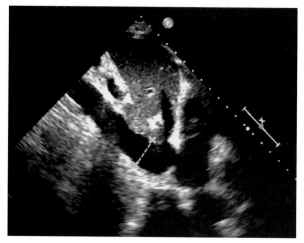

图 7-13　下腔静脉呼吸变异度测量点

此参数可使用 M 型超声测量，但必须要保证取样线在呼吸周期内始终与下腔静脉垂直

标准 IVC 测量一般在剑突下切面，但有时可能在经肝和肋间的位置图像更加清楚。在遇到有腹正中切口手术的患者，可能经肝和肋间切面会更好测量。测量过程中超声平面应始终保持在 IVC 中线，避免出现因超声平面侧移导致的 IVC 内径变小。

对于非正压通气自主呼吸的患者。IVC 塌陷指数只能在极端情况下对容量平衡有指导作用。IVC 内径非常小且吸气时塌陷指数＞50%，提示至少此时心脏能耐受液体输注。IVC 宽大且呼吸时内径变化＜15%，提示此时输液可能不能增加心排血量，且有增加血管外肺水的风险。

无自主呼吸机械通气的患者，IVC 扩张的比例一般有以下两种方法计算。

（1）$(D_{max} - D_{min})/D_{min}$

（2）$(D_{max} - D_{min})/[0.5 \times (D_{max} + D_{min})]$

（D＝直径，D_{max} 最大径，D_{min} 最小径）

根据不同的计算方法各自的范围也不一致。

第一种方法是完全机械通气患者，当扩张率≥18% 时可预测有容量反应性。第二种方法的界值则是 12%。对 IVC 呼吸变异度推荐直接测量，不推荐通过观察直接估测（只有非常有经验的医师才能一眼看出变异度）。

实践要点

以下几种情况会降低使用 IVC 预测容量反应性的准确度。

（1）有自主呼吸存在的患者。

（2）辅助压力通气，非完全控制压力通气。

（3）潮气量较大。

（4）剧烈呼吸。

（5）腹腔内压增高。

（三）液体清除治疗

实际上，当存在容量过负荷风险时应该考虑开始液体清除。容量过负荷风险的情况包括：肺水肿、肾功能不全和过量液体复苏。循环容量过多反映到血流动力学指标就是容量反应性消失。当 IVC 呼吸变异度、SVV 或抬腿试验再度出现容量反应性时，则提示结束液体清除。

重症患者急性复苏期过后，大部分仍然保持正液体平衡，这些液体很大程度上会停留在血管外的组织间隙里。而在炎症反应逐步减少，细胞联系恢复和血管通透性逐步下降后，这些液体也逐步的回归到循环中。有时候临床上需要使用利尿药或血液透析，帮助患者清除过多的液体，以减少肺组织间隙水肿及早脱机拔管。

指导液体清除是近年来重症超声心动图新发展的区域。与使用动态血流动力学指标指导液体输注类似，他们也可用以指导液体清除。肺超声在容量过负荷诊断和管理方面的作用越来越大。在肺超声中出现了双肺大量 B 线则提示血管外肺水过多。

超声具体如何指导液体清除暂时还未十分明确，但是连续的监测结果一样非常有意义，如在 SVV 和 IVC 变异度增加时可提示 SV 有所下降。当患者有明确的大量组织水肿时，临床上可以连续监测容量反应性指标，以评估组织液体回流的速度，并用以指导液体清除。另外，加强监测其他相关临床指标亦十分重要，如需氧量、水肿和液体平衡会随着脱水逐步改善，又如组织灌注指标或肾灌注指标在脱水过多时会恶化。

六、容量评估方法

尽管超声心动图在容量评估方面作用十分强大，但没有任何一个超声指标是百分百敏感或特异的，尤其是危重症患者有很多病理生理特点会影响其效果。而且，有些必需的图像在相当一部分患者身上很难甚至不可能获得。

所有的超声证据必须结合临床实际再做出判断。在检查前明确所要解决的临床问题，可以提高验前概率，有助于选择更好的检查方法。当出现与临床推测相反的结果时，必须要判断此患者更有可能是哪种情况。出现临界结果，如血流变异度非常接近或正好是临界值，此时应使用另一种方法再评估。如果依然不能确定，目前较为认可的方式是观察快速推注小剂量液体后的反应，一般可以快速静脉推注 100ml 液体再重复测量。

这些方法利用经胸超声心动图评估容量状态（图 7-14）和容量反应性（图 7-15），了解影响这些预测方法的临床因素有利于更好地判断。

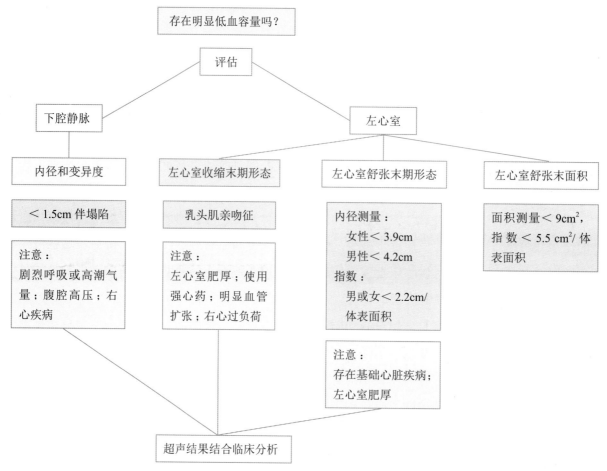

图 7-14　超声心动图评估低血容量的方法

这些参数中左心室收缩末期形态（心腔内低回声区）意义最大，但所有的结果必需结合临床实际

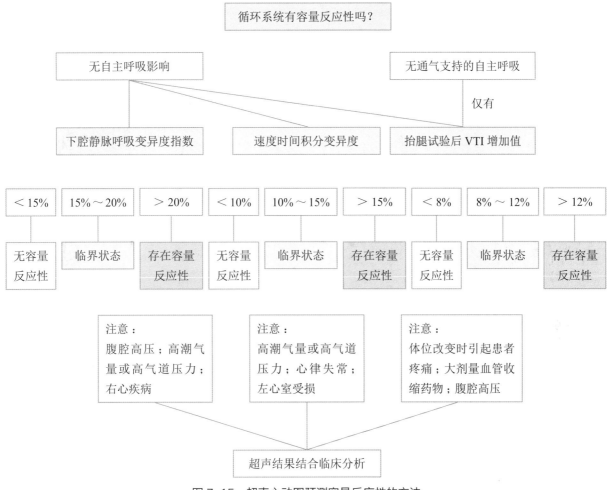

图 7-15 超声心动图预测容量反应性的方法

下腔静脉呼吸变异指数＝（最大径－最小径）/0.5×（最大径＋最小径）。VTI. 速度时间积分

◆ 自测题

1. 超声心动图提示明显低血容量的特异性征象有

    A. 自主呼吸患者速度时间积分（VTI）变化率为 20%

    B. 在没有左心室肥厚、血管扩张或使用强心药时，出现乳头肌亲吻征

    C. 机械通气患者下腔静脉内径未扩张，呼吸变异度 20%

    D. 抬腿试验后 90s，VTI 升高 15%

    E. 左心室高血流动力学状态下，舒张末期面积指数低于平常水平

2. 无自主呼吸机械通气患者，下列表现提示有容量反应性的是

    A. 右心室舒张末期面积在正常范围

    B. 下腔静脉呼吸变异度 20%

    C. 速度时间积分（VTI）呼吸变异度 20%

    D. 抬腿试验后 VTI 升高 6%

    E. 右心房较小

3. 下列征象提示心脏可耐受液体输注的是

    A. 右心室扩张和室间隔轻度扁平

B. 自主呼吸患者下腔静脉呼吸变异度 50%

C. 瘫痪机械通气患者下腔静脉内径呼吸变异度 60%

D. 瘫痪机械通气患者速度时间积分（VTI）呼吸变异度 10%

E. E/e' 数值增加

4. 抬腿试验使用速度时间积分（VTI）测量，下列明确属于干扰因素的有

A. 潮气量 7ml/kg

B. 心律失常

C. 腹腔内压力 10mmHg

D. 剧烈呼吸

E. 使用大剂量血管收缩药物

5. 当使用超声指导临床管理时，以下正确的是

A. 验前概率对结果影响甚微

B. 容量反应性提示血压对液体有反应性

C. 应该尽可能测量更多的相关指标

D. 直接观察定性评估比定量评估更准确

E. 有容量反应性并不代表需要输液

自测题答案参见书末附录。

（翻译　王陆豪，审校　管向东）

参考文献

［1］Cecconi M, De Backer D, Antonelli M, et al. Consensus on circulatory shock and hemodynamic monitoring. Task Force of the European Society of Intensive Care Medicine. Intensive Care Med 2014; 40: 1795–815.

［2］Charron C, Caille V, Jardin F, Vieillard-Baron A. Echocardiographic measurement of fluid responsiveness. Curr Opin Crit Care 2006; 12: 249–54.

［3］De Backer D, Cholley BP, Slama M, Vieillard-Baron A, Vignon P (eds). Hemodynamic monitoring using echocardiography in the critically ill. Springer, Berlin, 2011.

［4］De Backer D, Fagnoul D. Intensive care ultrasound: VI. Fluid responsiveness and shock assessment. Ann Am Thorac Soc 2014; 11: 129–36.

［5］Gerstle J, Shahul S, Mahmood F. Echocardiographically derived parameters of fluid responsiveness. Int Anaesthesiol Clin 2010; 48: 37–44.

［6］Mandeville J, Colebourn C. Can transthoracic echocardiography be used to predict fluid responsiveness in the critically ill patient? A systematic review. Crit Care Res Pract 2012; 2012: 513480.

［7］Marik PE, Monnet X, Teboul J-L. Hemodynamic parameters to guide fluid therapy. Ann Intensive Care 2011; 1: 1.

［8］Royse CF, Soeding PF, Blake DW. Shape and movement of the interatrial septum predicts change in pulmonary capillary wedge pressure. Ann Thoracic Cardiovasc Surg 2001; 7: 79–83.

第 8 章

重症超声心动图的床旁决策指南
Field guide to critical care echocardiography

本章的目的是将之前章节所探讨的知识和技术相结合，为床旁使用临床超声心动图提供工作指南。

本章是根据急危重症团队提出的常见问题和临床问题设计的，内容包括如下。

1. 容量状态评估。

2. 机械通气与非机械通气患者液体反应性的评估。

3. 休克、呼吸困难、创伤患者的评估。

4. 高级血流动力学评估。

5. 肺动脉栓塞溶栓决策指导。

6. 患者和围术期产科患者的超声心动图评估。

7. 脱机失败患者的超声心动图评估。

每个决策树都要用到以下的要点。

（1）灰 / 亮框：要注意。

（2）浅蓝色 / 中等阴影框：决策树的一个步骤。

（3）蓝 / 黑框：紧急情况下要求的。

（4）粗体文本：公示或计算或警告或强调。

一、容量状态评估

因为静态的指标很容易产生误解，所以目前的实践是基于液体反应性的预测与评估。液体反应性评估在下一个决策树中会讲述。然而识别以下特征仍然很重要。

（1）严重的低血容量。

（2）严重容量过负荷。

（3）为了能将超声心动图和食管多普勒超声相结合应用，要理解校正的流程时间推导。

这些关键的超声心动图理念在图 8-1 的决策树中讲述。

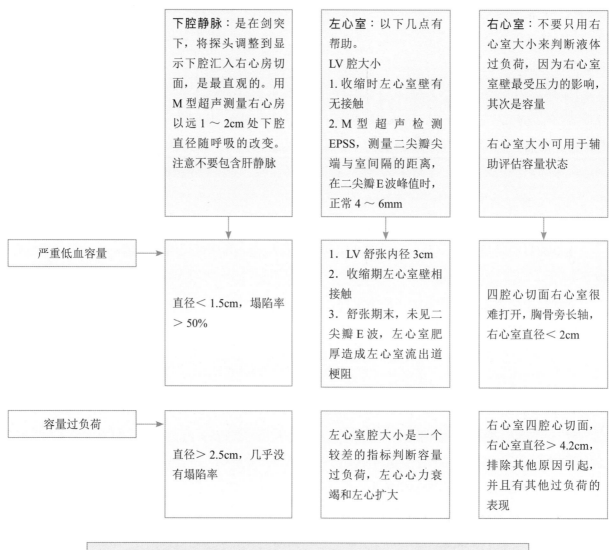

图 8-1 评估容量状态的决策树

二、机械通气和非机械通气患者的液体反应性决策树

关键理念

（1）评估液体反应性在机械通气患者和非机械通气患者中是不一样的。

（2）在非机械通气患者，随着呼吸的开始，回到右心的血流量减少，这不是液体反应性的表现，这是正常呼吸时，胸腔内负压增加的结果。

（3）在完全机械通气的患者，评估液体反应性更可信，因为呼吸做功很大程度上被去除，而且随着呼吸周期，血管内容量产生改变更能精确地反映液体反应性。

（4）必须满足使用 SV/CO/VTI/ 峰流速变异率（通过左心室流出道测得）的条件；否则弹丸式给液或被动抬腿的液体反应性机制是使用这些参数监测液体反应性唯一可靠的机制。

（5）必备条件在决策树中有给出。

（6）液体反应性的定义是 15 ～ 30min 给予 500ml 的液体，CO 增加 10% ～ 15%。

（7）如果你怀疑假阴性的存在，可以通过测量给液后二尖瓣 E 波和 E/A 比的增加，来证实额外增加的容量对循环的影响足以用来测量容量反应性。

（8）决策树见图 8-2。

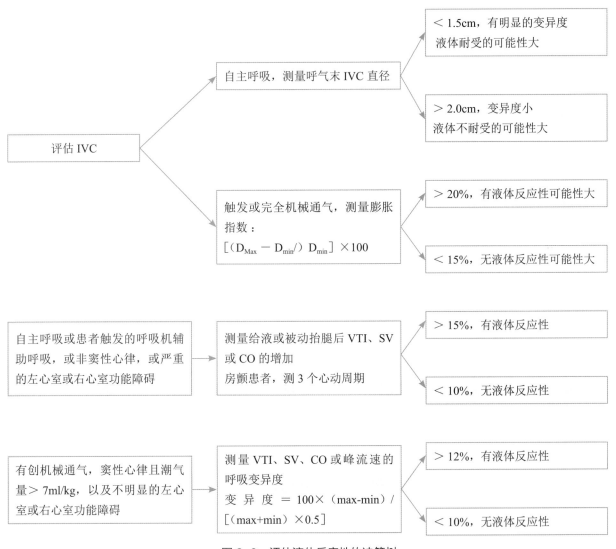

图 8-2　评估液体反应性的决策树

经 Ashley Miller 和 Justin Mandeville 许可获得转载

三、高级血流动力学

重症超声能减免有创的血流动力学监测，可以强有力的帮助临床评估循环上 3 个重要的方面。

（1）心脏结构和目前的功能：这可以帮助临床医师将心室收缩功能定位在 Straling 曲线上合适的位置，以及评估充盈压。

（2）容量方面：优化液体反应性。

（3）小血管：评估体循环血管阻力（SVR)。

重症超声和其他心血管监测不一样，因为它结合定性和定量的信息：它可以看见心血管状态的全貌，减少判断错误。

进行全面研究对正确理解心血管的结构和功能是至关重要的。任何重复的研究都要求，能够快速地实施，并且必须关注临床问题的解决或临床趋势的明确。

指导评估高级血流动力学参数的决策树见图 8-3。

四、休克、呼吸困难、创伤患者的评估

这些常见的临床情况，需要以下两步方法完成。

（1）系统、快速地寻找重要的对治疗有决定性的病理生理变化。

（2）当患者接受必需的一线治疗后，获取完整的超声心动图信息，跟踪评估治疗反应。

系统评估方法的决策树见图 8-4。

五、肺栓塞溶栓的决策树

诊断影响血流动力学的肺栓塞基于如下。

（1）结合临床病史和提示右心压力高的临床发现，包括心动过速，右心室扩大，以及在严重的情况下体循环低血压。

（2）当怀疑大面积或次大面积肺栓塞时，必须第一时间实施超声心动图评估。肺动脉 CTA 在患者病情稳定或治疗后才有指征。

（3）大面积肺栓塞是溶栓的指征，定义为超声心动图表明右心室压力增加及极大可能因肺栓塞引起的体循环低血压。

（4）次大面积引起的肺栓塞，定义为右心室压力增加而没有体循环低血压（这一点是有争议的），但是基于临床对肺栓塞短期死亡率和长期发病率的重视，目前最佳临床实践支持次大面积肺栓塞出血风险小的患者进行溶栓治疗。

（5）设计图 8-5 中的决策树为了帮助临床医师平衡这两者：死亡率＞ 50% 的大面积、次大面积肺栓塞，与溶栓治疗带来 1%～ 2% 出血性脑卒中风险。

测算 CO 和 SV	→	CO＝SV×HR

SV 可以通过以下公式计算获得：

VTI ×3.14 ×（LVOT 直径 /2）^{2}

◇ 在左心室流出道用 PWD 测量

◇ 选一个代表性波形测量

◇ 任何左心室流出道和右心室流出道均可应用

◇ 最多的错误来源是不能准确的测量左心室或右心室流出道的直径，以及中度或重度的二尖瓣或三尖瓣反流影响。

另外，可选择的测量方法是用 Simpson 单平面或双平面法测舒张末容积和收缩末容积，两者之差为 SV。但是这个方法没有上面的方法更精确

理解 SV 或 CO 必须根据患者整个心室情况，如 5L/min 的 CO 在节段性室壁运动异常患者算高动力的，在正常的患者算低动力的

测量体循环血管阻力	→	SVR ＝ 80×（MAP － RAP）（mmHg）/CO（L/min）

正常范围：800 ～ 1200（dyne•s）cm^5

◇ 通过动脉血压获得 MAP

◇ 通过上述内容测得 CO

◇ 通过 IVC 估测右心房压

◇ 二尖瓣反流存在时可以快速评估，MR Vmax/VTI ＞ 0.27 提示高的血管阻力，数值＜ 0.2 是正常的

这一测量可以帮助临床医师启动血管活性药物的治疗，以及对治疗的反应性的评估。血管活性药物治疗必须是滴定式的，并考虑增加的后负荷与左心室之间的对抗

评估右心房压：

IVC ＜ 2.1cm 和＞ 50% 的塌陷率，5mmHg

IVC ＞ 2.1cm 和＜ 50% 的塌陷率，15mmHg

这只适用于非机械通气的患者，机械通气的患者用常数 10mmHg

评估左心室舒张末压	→	1．左心室舒张末压 (LVEDP) 通过直接测量，通过肺动脉楔压（PAOP）间接反映

2．LVEDP 和 PAOP 常用于鉴别危重症患者急性心源性肺水肿（ACPO）和 ARDS

3．LVEDP 通常也是反映左心室顺应性和左心房充盈的一个指标

LVEDP 通过舒张充盈和松弛的参数测得，或者通过使用公式：1.24×（E/E'）＋ 1.9

◇ 评估左心室舒张末压力，通过获取二尖瓣多普勒轨迹和左心室侧壁和室间隔的组织多普勒轨迹测得

◇ 更多的信息能够获得，通过整个心动周期房间隔和肺静脉多普勒轨迹

	E/E' ratio	房间隔的运动	肺静脉轨迹
低 LVEDP（＜ 10mmHg）	＜ 8 间隔部	只在收缩中期凸向右心房	正常 S 波优势
正常 LVEDP（12mmHg）	＞ 8 但＜ 15 间隔部	完全凸向右心房但只在收缩中期	正常 S 波优势
高的 LVEDP（＞ 18mmHg）	＞ 15 间隔＜ 13 间隔部和侧壁的均值	收缩和舒张期均凸向右心房	D 波占优势

当存在中至重度二尖瓣反流时，LVEDP 与肺静脉多普勒不关联，因为二尖瓣反流会缩小 S 波增大 D 波

图 8-3　评估高级血流动力学的决策树

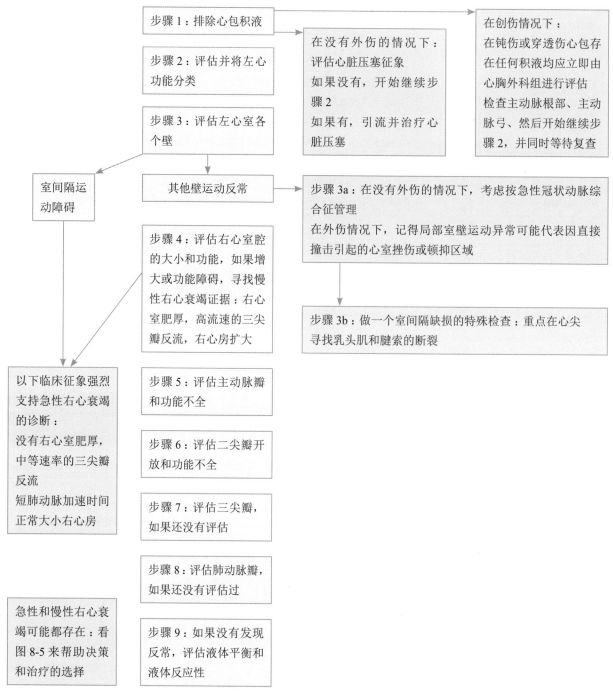

图 8-4　系统的评估休克和不适的患者

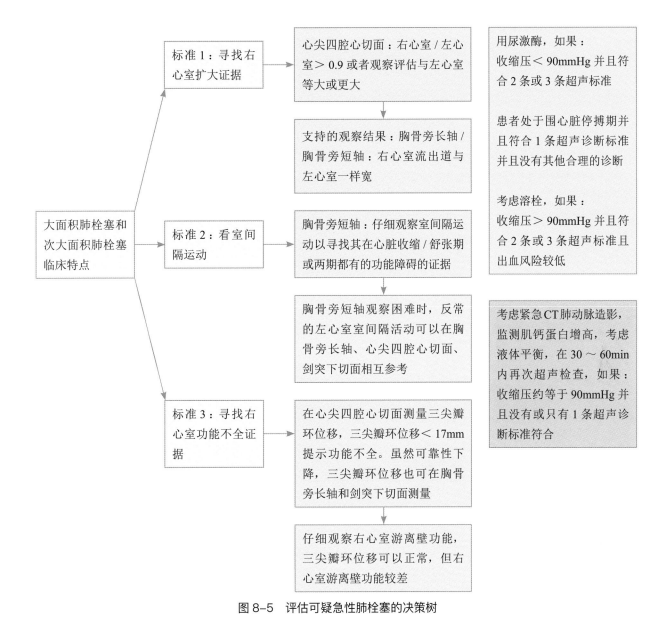

图 8-5　评估可疑急性肺栓塞的决策树

六、指导对产科围术期超声心动图的评估

（1）临床超声心动图在缩短患者取得治疗时间方面有至关重要的作用。

（2）设计这个决策树是为了能够尽快地获得可能的诊断。

（3）随后根据临床需要，必须再次评估及进一步评估。

（4）指导快速评估危重产科患者的决策树见图 8-6。

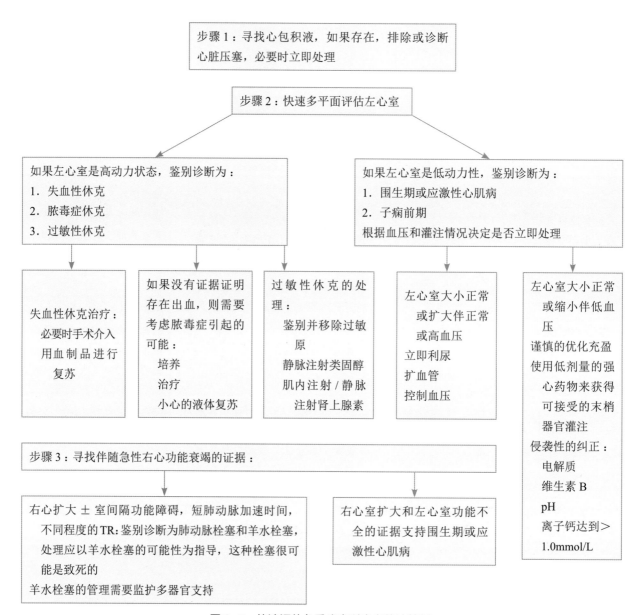

图 8-6　快速评估危重症产科患者的决策树

七、撤机失败患者超声心动图的调查评估

尝试撤机失败或缓慢撤机也许反映了潜在的或并发的心功能状态。

（1）进行全面的调查评估。

（2）患者撤机时进行评估，如 SBT 时很可能揭示潜在的心功能异常，右心活动异常、主动脉瓣狭窄（AS）、二尖瓣反流（MR）、左心室流出道异常（LVOT gradient）或左心室舒张功能差。

（3）大量胸腔积液影响舒张功能，必须寻找原因并治疗。

（4）图 8-7 中的决策树是设计来指导临床医师评估撤机失败的流程。

临床情况	思维过程和行动		
中或重度左心室肥厚	考虑梗阻性肥厚型心肌病： 左心室壁厚度比例 > 1.5 左心室流出道梗阻的证据 收缩期二尖瓣前向运动 寻找专家帮助	功能性左心室流出道梗阻能够在中至重度左心室肥厚或者相对低血容量状态下出现 补液和控制心率	寻找长的 DT 提示潜在的舒张功能障碍 控制心率
左心室功能中度或重度受损	寻找节段 没有室壁变薄，提示是新发的 寻找心肌梗死的并发症 考虑冠状动脉脉介入或者血管转化酶抑制药	在脱机或 SBT 时，PEEP 改变，整个左心室功能障碍可导致左心衰竭 控制血压 应用利尿药 血管转化酶抑制药	
右心衰竭的证据	寻找潜在的肺动脉高压： 右心室高压，右心室扩张，三尖瓣环位移减少，轻至中度三尖瓣反流伴高的反流速 寻找专家帮忙，考虑肺血管扩张药	过度换气可以导致右心张力增加，寻找右心室扩大，三尖瓣环位移减少，低流速的中重度三尖瓣反流	意料之外的右心压力增加应该迅速的寻找 PEs
左心室顺应性下降或 LVEDP 增高	检测舒张功能的两个参数： 寻找正常的左心室松弛指标：间隔部 / 侧壁 e' < 8/10cm/s 寻找 LVEDP：E/e' > 13 提示左心室充盈压升高 低的松弛指标也许提示对控制心率和血管转化酶抑制药有反应 升高的 LVEDP 也许提示对利尿药有反应	诊断舒张功能应在急性疾病发生 6 周后进行，当 6 周后，应该管理舒张功能来帮助撤机	
中至重度二尖瓣反流	功能性二尖瓣反流大部分是因为左心室收缩衰竭和左心室扩大 优化左心室功能和利尿	中至重度结构性二尖瓣反流也许对利尿药和血管转化酶抑制药没有反应	
中至重度主动脉狭窄或二尖瓣狭窄	结构性原因，伴随瓣膜反流 寻求心脏专家的意见	长时间的脓毒症和潜在的炎症可导致心包缩窄 在心包腔内寻找纤维束 在这个疾病演变的过程晚期可出现限制性左心室充盈压升高 寻找专家帮助	
未预料到的心包积液，最深处 > 5mm	心包积脓也许是意想不到的来源于脓毒症，尤其来源于肺炎为首要原因的脓毒症 在临床上获取液体样本		
探讨分流	房间隔缺损或卵圆孔未闭是机械通气患者常见的导致混合性分流的原因，异常高的右侧压力增加潜在的分流程度 寻找穿房间隔的彩色血流 进行分流测量：Qp/Qs〔RVOT area × pulm VTI〕/〔LVOT area × aortic VTI〕 寻找专家帮助		

图 8-7 超声心动图评估撤机失败患者

（翻译　陈上仲，审校　胡才宝）

◆ 自测题

1. 下列关于高级重症超声血流动力学状态的描述正确的是

    A. CO 可以通过主动脉瓣面积和心率测得

    B. CO 测量最主要的错误根源是测量左心室流出道直径

    C. 中度二尖瓣反流并不影响 CO 测量的精确性

    D. 你可以通过测量体循环阻力测算：右心房压、平均动脉压、CO

    E. 二尖瓣反流速峰值 /VTI > 0.1 提示高的体循环阻力

2. 下列关于危重症患者左心室舒张末压测量正确的是

    A. 是患者舒张功能的一项准确的反映

    B. 左心室舒张末压等同于肺动脉嵌压或左心房压

    C. 室间隔部 E/E' 为 5mm，肺静脉舒张波占优势，提示正常的左心室舒张末压

    D. 侧壁 E/E' 为 15mm，肺静脉舒张波占优势，提示高的左心室舒张末压

    E. 整个心动周期房间隔通常凸向一侧

3. 对于产科患者，下列描述正确的是

    A. 轻度的左心室受损并没有重要意义

    B. 在左心室高动力状态下，轻度的二尖瓣反流是正常的

    C. 左右心室受损伴随高血压提示围生期心肌病

    D. 右心室狭窄，左心室室壁出现亲吻征提示有出血的可能

    E. 正常大小的右心室，高动力的左心室排除出血的可能

4. 在可疑肺栓塞患者，下列超声心动图结果提示要立即溶栓的是

    A. 正常的右心大小，肺动脉加速时间为 90ms

    B. 右心室中等扩大，右心室肥厚，三尖瓣环收缩期位移（TAPSE）正常

    C. 右心室中等扩大，无右心室肥厚，三尖瓣环收缩期位移（TAPSE）为 1.1cm，室间隔凸出

    D. 轻度右心室扩大，轻度肺动脉瓣反流，肺动脉加速时间为 80ms，三尖瓣环收缩期位移在中介水平

    E. 轻度右心室扩大，肺动脉加速时间为 60ms，三尖瓣环收缩期位移（TAPSE）为 1.2cm

5. 下列原因是公认的心脏原因导致的撤机失败的是

    A. 轻度二尖瓣反流

    B. 舒张期充盈假性正常化

    C. 中度的舒张期反流和中度的左心室功能障碍

    D. 右心室收缩压为 55mmHg

    E. 心包缩窄

参考文献

［1］ Castillo C, Tapson VF. Right ventricular responses to massive and submassive pulmonary embolism. Cardiol Clin 2012; 30: 233–41.

［2］ Cecconi M, De Backer D, Antonelli M, et al. Concensus on circulatory shock and haemodynamic monitoring. Task force of the European Society of Intensive Care Medicine. Intensive Care Med 2014; 40: 1795–815.

［3］ Dennis AT. Transthoracic echocardiography in obstetric anaesthesia and obstetric critical illness. Int J Obstet Anesth 2011; 20: 160–8.

［4］ Mandeville J, Colebourn C. Can transthoracic echocardiography be used to predict fluid responsiveness in the critically ill patient? A systematic review. Crit Care Res Pract 2012; 2012: 513480.

［5］ Meyer G, Vicaut E, Danays T. Fibrinolysis for patients with intermediate-risk pulmonary embolism. N Engl J Med 2014; 370: 1402–11.

［6］ Morris CGT, Burn SA, Richards SB. Modern protective ventilation strategies: impact upon the right heart. JICS 2014; 15: 28–33.

［7］ Moschietto S, Doyen D, Grech L, Dellamonica J, Hyvernat H, Bernardin G. Transthoracic echocardiography with Doppler tissue imaging predicts weaning failure from mechanical ventilation: evolution of the left ventricle relaxation rate during a spontaneous breathing trial is the key factor in weaning outcome. Crit Care 2012; 16: R81.

第2章	1. BD	2. AD	3. BDE	4. BCD	5. B
第3章	1. E	2. ABCD	3. CD	4. BCE	5. ABCD
第4章	1. AE	2. BE	3. ABDE	4. ACE	5. CD
第5章	1. ACE	2. DE	3. BC	4. B	5. E
第6章	1. BE	2. CE	3. BCE	4. ABCDE	5. ABCD
第7章	1. BE	2. BCE	3. BC	4. DE	5. CE
第8章	1. BD	2. BD	3. BD	4. CE	5. BCDE

中国科学技术出版社 ICU 经典译著推荐

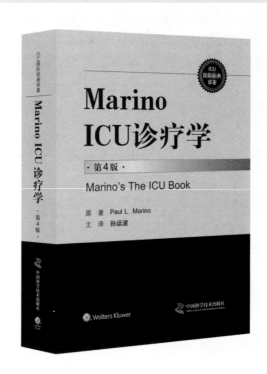

《Marino ICU 诊疗学（第 4 版)》，大 16 开，精装，定价 180.00 元

　　这是一部引进自 Wolters Kluwer 出版社，并在全球重症医学领域享有盛誉的经典之作。书中系统介绍了 ICU 领域诊疗方面的具体问题，并对各类急、危、重症患者的诊疗、监护等方面进行了重点阐述，充分展示了作者在 ICU 领域的独到见解，其主流观点均以实验观察为基本依据而非来自经验传闻。

　　全书分十六篇 55 章，分别介绍了血管通路、ICU 预防措施、血流动力学监测、循环障碍、心脏急症、血液成分、急性呼吸衰竭、机械通气、酸 - 碱平衡紊乱、肾脏与电解质紊乱、腹腔与盆腔、体温异常、神经系统疾病、营养与代谢、危重症的药物治疗、急性中毒等方面的内容；书末还附有与内容相关的附录。

　　本书理论先进、内容丰富、思路缜密、权威性强，既可作为各类医务人员、医学生了解 ICU 基本概念和临床实践的"通用教材"，又可作为从事急、危、重症医疗领域的临床医务人员及专业研究人员的必备教材，对产科急诊、烧伤监护和创伤等专科也具有很高的指导价值。

中国科学技术出版社 ICU 经典译著推荐

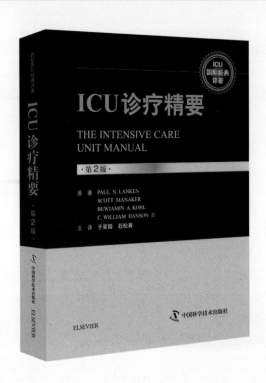

《ICU 诊疗精要（第 2 版）》，大 16 开，精装，定价 195.00 元

这是一部引进自 ELSEVIER 出版社，并在全球范围内享有盛誉的 ICU 国际经典巨著。书中内容既涵盖了医学文献的相关理论知识，又融合了著者们多年的重症监护实践经验，前沿性与科学性并举，是一部实用性很强的 ICU 临床诊疗大型参考书。

纵观全书，前三篇，介绍了 ICU 中的基础病理生理学知识及对 ICU 患者的支持性管理与特殊管理；第四篇，介绍了 ICU 病房常见问题的评估与管理，着重评估并处理收治入 ICU 后的各种问题；第五篇，介绍了 ICU 收治患者的疾病种类；最后两篇，则对专业素养和人际沟通技能及临床医疗管理进行了阐述；书末还列有与内容相关的附录。可以说，本书全面涵盖了 ICU 中可能遇到的各种状况，对从患者初诊到最后诊断和治疗的各个步骤给予了全面指导。

本书内容权威、经典，语言精练、流畅，可供广大重症医学科医师阅读参考，也强烈推荐作为重症医学科规范化培训及 ICU 建设发展的参考用书。